新生活ヨーガの実践

福井大学名誉教授
山崎 正［編著］
Yamazaki Masashi

東方出版

はじめに

いま、我が国のヨーガはその方向性を失い、また展望もなく、甚だ精彩を欠いていますが、では、一体、どうするかとなると必ずしも容易ではありません。

本来、ヨーガは心身の制御法の一つであったものの、インドの人たちにとっては衣食住から人生そのものの生き方をどうするかの一つの理想形態を示したもので、その実践においては生活を離れては存在せず、いずれのヨーガもいわば生活ヨーガでした。

したがって、我が国のヨーガもいずれは生活ヨーガにまで滲透しなければ、やがては衰退するのは当然です。ところで、もし、我々が生活ヨーガを目指してその発展を期そうとするなら、「生活」は常に歴史的現実の中にあり、時代の社会的要求に応えねばその存在を失うことは贅言するまでもありません。

では、今、その生活ヨーガに対する課題とは何だろうか？

それは何はさておき、この我々の超高齢化社会において、最も大きな要請は寝たきりや痴呆になって孤独な哀れな死を迎えねばならなくなって、ひいては国家財政の破たんを招きかねない現状を何とか打開できないかにあり、さしずめ、医療費の半減（国も個人も）を目指して貢献することにあると言ってはどうだろうか。

我々がもし最後まで元気で生き、しかも大往生できるなら、そのままが我々の解脱の道となるのであり、しかも莫大な社会福祉費の増大を阻むヨーガなら、ヨーガなくして我々の生活はないと言われるまでになるはずで、私はそういう生活ヨーガを考えてきました。

私は以前にも『生活ヨーガ』を公刊しましたが、まだ、人生ヨーガにまで及んでいませんでしたし、また、国民的課題の発想もありませんでした。今回は道友の森忠幸・佐竹昭治の両氏と共に『新生活ヨーガの実践』として、人生を如何に生き、そして、ヨーガの社会的使命をどう果していくかを提言し、広く世に問いたいと企画しました。

なお、本書は我々の活動のためのテキストとしても用いるので、ヨーガの詳細な説明や根本義などは省略し他書にゆずることとしました。

最後に、本書の出版に当たってご援助頂いた板倉白雨氏に深謝する次第です。

二〇〇一年八月

著　者

目次

前編　暮らしのヨーガの六部門

後編　人生ヨーガ

序論

第一章　二十世紀ヨーガの総括

一、現代ヨーガの成立とその特色

　二十世紀はまだ我々にとっては過去ではなく、胸の中に脈打つ現代であり、二十世紀ヨーガはとりもなおさず現代ヨーガにほかならないが、いま新しい生活ヨーガを考えるに当たって、まずその現代ヨーガとはどのようなヨーガであったか、その特質は何だったかを概観し総括しておくのは有意義であり、かつ必要でもあり、私なりに現代ヨーガを見てきた立場で、その成立過程と特色について簡潔に述べておきたいと思います。

　よく知られているように、インドでは、十九世紀後半になって急速にインド古来の優れた精神文化ならびにヨーガを世界にアピールしようとの気運が盛り上がって、その代表的選士としてスワミー・ヴィヴェーカナンダ（一八六三―一九〇二）が挙げられ、彼は一八九三年、シカゴでの世界宗教会議に出席して、インドの最高精神を説き、万場の聴衆に多大の感銘を与えたのは余りにも有名であるが、帰路、パリ、ロンドンに寄ってヨーガの講演をし、その講演内容を出版して、それが現代ヨーガの方向づけとなったのは改めて注目されるのです。

　惜しむらくは、彼は四十歳の誕生日を前にして早逝したが、二十世紀の幕が開いて間もなく、インドの各地からヨーガの現代化とその世界的普及に乗り出す現代ヨーガの先覚の士が、彼に続いて次々と輩出したのは特筆すべき現象でした。そして、その主なグルたちの活動開始が一九一〇年代から二〇年代にかけて集中しているのも一つの特異な事象で、年齢順からすれば、まずシュリ・オーロビンド（一八七二―一九五〇）が挙げられます。彼は最初、政治活動に関係していたが、世界を救うには悟りきった絶対者の出現なくして不可能だと感じとって、当時仏領だった南インドのポンディシェリの町にヨーガの道場を建て、古来の主なヨーガの流派を総合して、それをインテグラル・ヨーガ（総合ヨーガ）と名づけて実践し、優れた人材の養成に努めました。

　この総合ヨーガが現代ヨーガの先駆的役割を果たすことになり、伝統的ヨーガの諸流派のうち、特に、ラージァとハタとの統合を統合ヨーガ（integrated yoga）と称し、これを現代ヨーガとしようとする傾向が強まって世界的にもほぼその方向になり、我が国でも学会としてそれを認定されたのが一九七七年でした。その学会は京都で、国際心身医学会議が池見酉次郎教授会長のもとに開かれ、ヨーガ療法について研究発表をされた故石川中教授の提案で、ヨーガ療法の実施において、ラージァとハタの統合ヨーガを用い、それを現代ヨーガとすることに決定されたのです。むろん、この統合ヨーガでなければヨーガではないというのではありません。

　次ぎは現代ヨーガの確立に多大の貢献をしたスワミー・シヴァナンダ（一八八七―一九六三）で、元来医学を修めた科学者であったが、古来の梵我一体を説くヴェーダンタ精神こそヒンドゥの神髄だとして、ヨーガを通してその現代化と世界的普及を企てて、ヨーガの佳境リシケーシにシヴァナンダ・アーシュラムを建て、ヨーガ研修の世界的なメッカに仕立てあげました。したがって、そのヨーガ研修はヒンドゥ的宗教色が非常に濃厚で、早朝より宗教儀式が次々と行なわれます。

この宗教色を殆ど排除して、ヨーガの科学化・公教化を徹底し、その現代化と世界的普及を図ったのがスワミー・クヴァラヤーナンダ（一八八三―一九六六）と、我が師シュリ・ヨーゲンドラ師（一八九七―一九八九）でした。クヴァラヤーナンダはやはり医師であったが出家してスワミーになり、ヨーゲンドラ師はシュリ（聖なる師の意）として、二人は共に十九世紀末の偉大なヨーガ行者パラマハンサ・マーダヴァダーサジの愛弟子で、師から古来のヨーガの秘術を伝授され、それを何とか科学化して、その効果を実証してヨーガの世界的普及を図れと遺言されたのです。

　そこで、クヴァラヤーナンダはデカン高原の山中のロナワラに、ヨーゲンドラ師はボンベイの市中にそれぞれ「ヨーガ研究所」を設立して、ヨーガの実証的研究に専念したのです。その具体的方法はヨーガ療法の実験的研究で、これは前述の二人とは全く異なった現代化の方策で、今日のヨーガ療法研究の端緒となって、その道での大きな貢献をしました。

　かくして、これらの現代ヨーガの開拓者たちは五十年代から六十年年代にかけて相次いで没し、独りヨーゲンドラ師のみが残ったが、既に現役を退いてヨーガ教師養成に努めていました。そうした状況の中に突如として現われたのが瞑想本位のＴＭ（超越瞑想法）でした。しかも七十年代になってまたたくの間に世界を席捲したのは驚嘆すべき現象で、ヨーガ史上かつてなき現象といわねばなりません。しかも、そのＴＭの創始者マハリシ・マヘシュ・ヨーギーは一体如何なる人物か、その生い立ちを明確にしないことがその秘教的特性で、今も活動し、本部をアメリカからオランダに移して、スピリチュアルな研究と普及に従事しています。この瞑想本位のヨーガは現代ヨーガに逆行するのであるが、ただ、そのスピリチュアルな現象を科学的に実証した上で普及しようとするところに現代ヨーガと自称する所以があります。

　このＴＭに似た瞑想本位で、しかも、至福の道を説いて大衆の救済活動に乗り出したのがインドに本部を置くアーナンダマルガ協会で、世界各地に支部を設けて、一時大いに活躍しました。しかし、そのボスのアーナンダ・ムルティ（一九二一－一九九〇）が急死して以来火が消えたように衰退して見る影もなくなったのは秘教的集団の避け難い命運であろうか。

現代化とは古来の伝統的神髄を科学化し、一般化して、誰もが可能で、秘教的でなく、公教的に大衆の共有可能なものとするにあり、その意味では一応二十世紀ヨーガは現代化に成功したものの、九十年代に入ると急激にその凋落に向っていったのはなぜなのか。

これは我が国でも同様で、沖正弘、佐保田鶴治の両先生が相次いで亡くなられたこともあろうが、やはり九十年代というのは大きな時代の変革期で、コンピューターに代表される社会構造の質的変化によるといわねばなりません。その意味では二十世紀は八十年代まででであって、九十年代からは既に新しい世紀に入っていたというべきでしょう。したがって、現代ヨーガは新しい世紀になじまなくなっているとしか言いようがありません。

そもそも六十年代からのヨーガブームはヒッピー族に見られたように、瞑想によるトランス体験に魅せられてのことで、もはやその自然回帰主義は遠い過去になり、再びそのブームを呼び戻そうとするなら愚かでしょう。

二、新しい世紀の求めるヨーガ

二十一世紀の科学研究上でのキーワードは「生命と倫理」だと一般に言われているが、それはゲノム研究の飛躍的進展の推測からであろうが、いのちのコントロールならびに人間の生き方の問題ともなるなら、それはヨーガの本領でもあって。ヨーガへの期待は新しい世紀においてもなお大きいものがあると解してよいのでなかろうか。

クローン人間は既にその可能の域に達している現状の中で、ヨーガはそれとどう競合しようというのかと叱問されるかもしれないが、ヨーガはあくまでも自分が自分の生体実験によって人間改造の法則を見出すもので、ゲノムと同列に競合しようというのではなく、それとは別個の次元で独自に開拓すべきものでしょう。

この自らを実験台にしていのちのコントロールをするのは自分が自分の主人公になった新健康科学の創生となるので、ハタ・ヨーガでは古くから行われていたものの、現代科学からは全く新しい健康科学になり、その体系づけをどうするかが問題になるでしょう。

ハタ・ヨーガでは内なる声を聞けといいます。それはどういうことかを現代科学的に明らかにすることがその体系づけの第一歩になるのですが、今日の脳生理学からすると、脳幹部の働きが中心となり、特に中脳や橋《きょう》に基点を持つA10神経などのA神経系の活動を中心に究明すべきでしょう。しかし、それだけではまだ自分が主人公になった健康科学にはほど遠く、そこにヨーガ的アプローチが必要になってきます。

従来の健康科学や予防医学は殆ど日常的には役立たず、生活と遊離していました。そこで疾病論的でなく、健康生成論的観点から、主体的な生活と密着した健康科学、あるいは予防医学の形成が望まれていて、自分で健康を保持し、寝たきりや痴呆にならないように予防することが我々の義務でもあります。

もう十五・六年前のことですが、私は学会で海外に出張し、ある友人とホテルで偶然同宿しました。彼は朝から卵だ肉だと言って、さかんに栄養価の高い食を好んで選び摂るのを見て、私はこの人はいずれ脳梗そくで倒れるだろうと直観しました。その後、そんなことをすっかり忘れていたところ、一昨年、突然彼が脳梗そくで倒れて寝たきりだという噂を耳にして、彼も現代栄養学や予防医学の過信からの犠牲者かと気の毒でならなかった。

内なる声を大切にする生活なら、朝から肉食などするはずがなく、余りにも無智さ加減に哀れを感じてならず、また、世の多くの寝たきりはこの種の類いでないかとさえ思われ、残念でもあり、何とかしなければの使命感さえ感じました。寝たきりの中には神経難病のＡＬＳとか、パーキンソン病とか全く予防困難な人たちもあり、決して一概には非難できないが、もし、私のいう予防医学なり健康科学が普及するなら、おそらく寝たきりや痴呆は半減するはずです。

以前に、筑波大学の山本恒夫教授が、もし高齢者がスポーツなり、趣味なりの学習率が今より五・〇ポイント高くなれば、全国の医療費は年間約六五〇〇億円が削減できるという独自の研究調査結果から報告されたことがある（日経新聞・Ｈ８・９・２）。

このような学習率という至極平易な生活改善がかなりの財政負担が軽減するなら、私のいう健康科学なり予防医学が確立するならば、寝たきりや医療費の半減は十分期待可能でしょう。

さて、二十一世紀のヨーガに戻りますが、今後のヨーガが単なる体操や呼吸法の教室ヨーガの域にとどまらず、積極的に、それを超えて、主体的健康科学というハタ・ヨーガ本来の領域まで高めるよう、広い観点から再構築していくにあると思います。

もともと、沖先生も佐保田先生もハタ・ヨーガ的健康学を抽象的イメージとしては描いておられたので、それを実践的に体系づければよいことで、それほど難しいことではありません。ただ、今までの教室ヨーガから脱皮する必要があり、それには日頃の生活全体のヨーガ化という視点に立たねばならなくなります。

要約すれば、二十世紀のヨーガの現代化は量的には世界あちこちにヨーガ教室が設けられて、その目指すヨーガの普及は十分に達せられたが、質的に見ればヨーガの本質は殆ど進展することなく、むしろ今後に期待するしかない状況にあり、新しい健康科学的・予防医学的ヨーガの体系化が望まれます。そしてそれを、ヨーガを中核として体系化するなら、さしずめ生活ヨーガの形成となるのであるまいか。

生活とは、広辞苑で見ると、①生存して活動すること、②くらしていくこと、生計となっているが、英語のLifeを小学館の英和辞典で見ると、約二十項ならんでいて、それを大きくまとめると、①いのち、②くらし、③人生の三つの意味に分けられる。したがって、生活ヨーガは、いのち、くらし、人生の各ヨーガに分けて考えることができるが、従来は人生ヨーガが欠落していたことに気づきます。

インドには古くからカルマ・ヨーガがあって、日常の生活を心して自然の理にかなうように生活するヨーガでした。特に、正しい良い行為をすれば良い報いを、悪いことをすれば悪い報いがあることをよく心がけで、心をこめて、無私の心で職務を果たす倫理的、信義の道をカルマ（業）ヨーガと呼びました。これはある意味では生活ヨーガではあるが、私のいう生活ヨーガとは異なり、あくまで業《ごう》という因果応報の理にそうヨーガであって、人のためにつくした時、「カルマ・ヨーガをした」と賞められるように、生活のある限定した行為のヨーガです。

ヨーガにはこのほかジナーナとか、バクティとがあり、ラージァとハタを合せて主な流派はこの五派となります。そして、最後はフージァの瞑想中心のヨーガによって解脱するのが最終目的で、カルマもバクティも最後はラージァに入らなければなりません。

一体、ヨーガとは何かとなると、ヨーガ根本教典にあるように、「心の作用の止滅」で、とりとめのない放漫な心の動きを止めて心をコントロールすることですが、語原的には結ぶ（yuji）の意でした。神と結ぶとか、自然の理に適って生きるとかもそれで、要は解脱を目指しての行法でした。

そうすると、生活ヨーガとは何かといえば、「いのち（生死）のコントロールであり、また、毎日の生活を自然の理に即して暮らし、天寿を完うし、かつ自己実現を図かって大往生する人生ヨーガでもある」と言えよう。

生死のコントロールとは天与の寿命内で最大限に生き健康を保持することで、それには毎日のくらしそのものをヨーガ化し、自分が自分の主人公になって、寝たきりや痴呆にならずに、最後まで元気で、よろこんで死を迎え大往生するのが生活ヨーガの解脱であるというのです。

それは第一には、新しい健康科学であり、生活科学でもあり、自分の身心の不調は自分で修復し、かつ予防する新しい予防医学ともなるでしょうが、第二には、従来の宗教に代る心の支柱となる「生活道」でもあります。そこには何らかの超越性とのかかわりが出て来るのは必然で、それなくして大往生は遂げられません。

ニーチェの言ったようにもはや神は死んでしまったが、それに代る何らかの心の安心《あんじん》を得る道がどうしても必要となるのはいうまでもなく、そこに超越の領域を保持しつづけるヨーガこそ新しく見直されねばならなくなります。

ヨーガは宗教だとは私は言いません。だが大往生できるにはどうするかの宗教の領域に触れずには成し得ず、そこに生活ヨーガの独特な性格を持った体系化が必要になります。片や新しい健康科学であり、片や新しい安心の道、つまり「生活道」としての体系化です。

私はインドで我々とは異質で、想像もつかないヨーガの世界のあること知り、大きな感銘を受たが、どうしてもそれ以上は没入することができませんでした。そして、私流の生活ヨーガとならざるを得なくなったが、それには次章に述べるような私の体験がその基底となっていることを付記せざるを得ません。こうして、私の生活ヨーガはインドとは独特の、しかも多面的な人生ヨーガでもあります。

重ねて要約すれば、もし、我々が最後まで元気で働き、大往生を願うなら、この生活道としての生活ヨーガの実践をおいて他にないことを強調するものです。

第二章　新生活ヨーガの創生

一、新生活ヨーガ創生の動機

1、インドでのインパクト

私は大学紛争で疲労困憊し、一時インドに逃れ、一九七三年正月早々ボンベイのヨーガ研究所に入ることにしました。まだ、何もかも古いインドの名残りが漂っている当時のボンベイの街は私の好みに合って、疲れを癒すに十分でした。

入所した翌日の夕刻、シュリ・ヨーゲンドラ師の講話があり、各国から研修に来ている研修生が小じんまりした部室で座っての講話でした。その最初の言葉は、「ハタ・ヨーガの行者に死はない！」という一声でした。これは?と自分の耳を疑いながら聴いていると、「老化すればケチァリの行で、地中に埋まって冬眠し、出て来て間もなくたてば青年のように若返える。それをくり返せば死はない」と。

これには実際びっくりしました。こんな想像もつかないことに、インドというところの文化の異質性には言葉もありませんでした。キリスト教国ならさしずめ死刑というところで、中国には不老不死があるものの、白日昇天であって、生身のまま生き続けるのではないなどと想いをめぐらしていると、次ぎには、

「だが、自分の役割が終ったと知れば、さっさと

自ら消えていくんだ」と……。この一語こそは更に感動を呼び、絶句というより衝激だった。

　後日聞いたことだが、インドのジャイナ教では一切無所有（アパリグラハ）の行法として、自ら断食に入って、自然死を遂げるのが最高の行法で、グルからその行に入るのを許可されるのが最高の栄誉とされているという。自分のいのちをも所有しないのであって、インドのスケールの大きさに度胆を抜かれてしまいました。

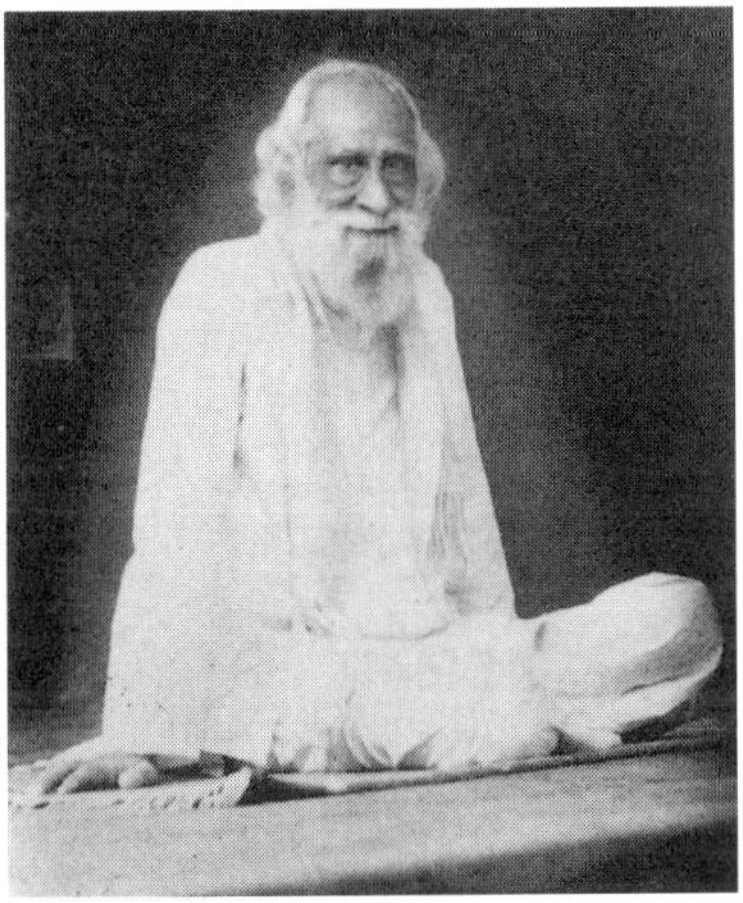

シュリ・ヨーゲンドラ師晩年の写真　図1
（1897−1989）

　このヨーゲンドラ師（図1）からのインパクトと師の科学的ヨーガ観は私のヨーガの基底になりました。

2、二度の大病から

　私の生活ヨーガ形成において、インドでのインパクトに次いで、二度の大病があったこと、詳しくは三回の入院体験が大きく方向づけました。

　第一回の入院はヨーガに入る前、戦後間もない頃で、三十七歳の時でした。アメリカの占領政策の一環として小中高校の教員の再教育が行われ、その講習会が夏季休暇を利用して連日行われ、その講師としてあちこちに引っぱり出されて疲れきったある晩、夜中、突然、激しい咳と痰で、息が詰って呼吸できず溺れ死にそうになって大さわぎになり、急救の入院だった。

　医師は喘息だといってその処置を続けたが一向におさまらず、死の恐怖にさらされました。そこで、試しに痰の検査をしてみたところ、結核菌が一っぱいで、ガフキー6だった。これは急性気管支結核だというので、結核病棟のある日赤病院に転医することになったが、すぐには入れず、空室が出るまで待つことになり、その間に、当時ようやく出廻ったストマイを一クール打つことになって一週間たったら、すっと水が引いたように発作が出なくなりました。

その後、結核病棟が空いたというので日赤病院に移って、いろいろの精密検査が始まったが、肉眼視顕微鏡には一匹の結核菌も見られず、結核を疑われてしまい、菌の培養検査をすることになりました。そして、二十日後の結果を待つことになったが、その結果も菌が出なかったので結核でないと断定されて普通病棟に移されて、ようやく落ついたものの、あの死の苦しみとその恐怖に思い出しても我ながらに悲惨でした。まだ三人の子供は幼く、自分の研究上の仕事もあり、とても死にきれるものではありませせん。せめて長男が高校を出るまで、あと十年の命がほしかった。

第二回の入院はインドから帰って後の六十歳で、原稿〆切りが迫って夜中執筆していた最中、突然、吐血し、二階から下へ降りようとしたら階段をすべり落ちて、これも急救入院だった。

多発性の胃潰瘍ということで手術することになったが、手術台に乗せられても一向に不安も死の恐怖もないのに我ながら不思議でならなかった。第一回の入院時の心境と天地の開きがあって、その余りの大きな相違と落差に驚かざるを得ませんでした。その後入院中ずっと、なぜ恐怖も不安もないのか考え続けたが、「年齢の差」は歴然としているが、それが何を意味するかが明確にならなかった。もう長男は成人し、二人の娘も嫁いで思い残すことは何もなく、仕事もさしてなく定年を待つばかりでした。

思えば長い大学紛争で、学部長や学長代行で大きな責任を負わされて、胃潰瘍にならないのが不思議だった。手術後の経過はよく比較的早く退院できたが、なぜ死の不安がないのか結論は出ずじまいで、ただ、「年齢」で終っていました。

ところが、その後十年たって、七十歳の時、第三回の入院があって、その時は「死もまた可《よ》し」という心境に変化していたことに気づき、ただ年齢ではなく、死そのものに対する態度の変化に年齢的発展段階のあることを知ったのです。

私は定年後、神戸のある女子大に行くことになり、また、夜は東洋医学の勉強に大阪まで通って、その過密なスケジュールで大きなストレスとなって心房細動を起こし、心筋症にまで進んでしまいました。そして、一生これは治らないので強心剤をのみ続けなさいと言って医師から見放なされてしまいました。だが、その時、他人ごとのように聞き流していた自分に気づき、しかも一向に悲嘆もせず、浮き浮きしていました。死もまたよしと。

要するに、人間は死そのものに怖れているのではなく、どこまで我が人生において自己実現が出来たかの「実現度」にあるので、死もまた楽しもあり得ると知ったのです。

恐怖なき人生を説き続けたクリシュナムルティの言わんとするところもここにあろうが、従来の宗教は人間は死そのものに本能的に怖れるものという人間観に立っているところに問題がありはしまいかと考えられ、私の宗教観にも大きな変動があり、無宗教の中にいくらも心の安心が得られるのでないかと思うになりました。

3、瞑想脳波の研究から

私はインドの古い文化に魅せられると同時に、そのスピリチュアリズムとアニミズムが度が過ぎると、警戒されてならず、特に、いわゆる超スピリチュアリズムに陥っては顔をそむけたくなり、二度三度とインドへ行くたびに魅力的でならないと同時に拒否反応を強めているアンビバーレントな自分を意識されてなりません。どこの国にも死者との対話とか、祟《たた》りとかの心霊現象の超スピリチュアリズムがありますが、インドの場合アニミズムの中に神秘主義が光りを放ち、超スピリチュアリズムも童話化されてしまって何らの異様さも感じられず、喜喜としています。

そういう自分自身のインド観の徐々の変化と警戒心から、インドヨーガそのものから独自のヨーガを創生したいとの思いが強まったのは、帰国して後に瞑想脳波の研究に入ってからでした。当時、私の家にインドのアーナンダマルガヨーガ僧が来るようになり、一泊研修会を開くと同時に、私は彼らの瞑想脳波を研究することになりました。そこで、福井大学の藤沢清教授の協力で実験を始めたのですが、とりあえず私自身の瞑想脳波を撮ることになりました。

実験は防音暗室内で、閉眼、鼻先注視で、四十分間瞑想でした。すると、約二十分くらいたって、突然、光が見えて、光々と輝き出し、神々しいまでに広がって、後光のような光までさして、最後まで続く神秘的な気分を味ったのです。早速、暗室から出て脳波記録を大きな期待をもって眺めても、ただ安定したα《アルファ》波が坦坦として続くのみでがっかりしました。あの神々しいまでの瞑想体験が何の証拠もなしではすまされず、ふと、眼球運動の記録に眼をやると、約二十分経過後に、急にその上下運動に微動が起きて最後まで続くではありませんか。あった！と思わず叫んで、歴然たる証左に救われた思いがしました。

それにしても脳波自体に何の変動も起きないのが不思議で、一般に、光が見えれば後頭部の視覚中枢にα波ブロッキングが見られるが、それがないというのは物理的光刺激の受衝がなかったということを意味します。確かに暗室内で、しかも閉眼で光の入りようがありません。だのに光が見えたというのはイメージに過ぎず、あたかも夢の中で光を見るのと同じで、仮想的現実に近い現象で、物理的世界とは関係がないことを意味します。それにしてもあの神秘に充ちた体験というものが、単なるイメージに過ぎないことを実感させられたのは、超スピリチュアリズムへの嫌悪感を一層強める結果になりました。

光が見えたのは鼻先注視によって視神経を刺激したからで、全くの空想ではないが、それにしても、古来のヨーガ行者が神の啓示を受けたり、神と対話したり、光り輝くオーラ現象を見たりするその神秘生活への憧憬は少なくとも私には薄いでいったのは事実です。そして、その後、瞑想脳波の研究は福井大学の三橋助教授、関西鍼灸短大の山田助教授と共に続けて、一層その想いを深めました。

二、新生活ヨーガの目標

1、八十八の峠を越えて

私は間もなく八十八歳に近い年齢になりましたが、死は既に述べたように不安はないが、他の動物のように自ら死の準備に入ろうとはまだ思えません。一般に動物は細胞レベルのアポトーシス（自発的細胞死）、と種保存からのアポピオーシス（寿死）の自発死があるといわれる（田沼靖一）が、人間としてもただ長命を願うのではなく、自分の役割は終ったと知ればさっさと自ら消えるべきでないかと思えてなりません。これはヨーグンドラ師の講話からの感銘でしたが、では、その時期はいつ頃からかとなると、一般には、さしずめ八十八を越えてからと考えられます。

それは図2のように、八十八は人間寿命の一つの峠で、殆どの老人はそれまでに鬼籍に入り、残るのは約九パーセントで、次ぎの峠は九十二で約三パーセントのみとなるからです。

この図は私の住む市の湊地区（人口一万余）の公民館が毎年配布する町内ごとの老人名と年齢のパン

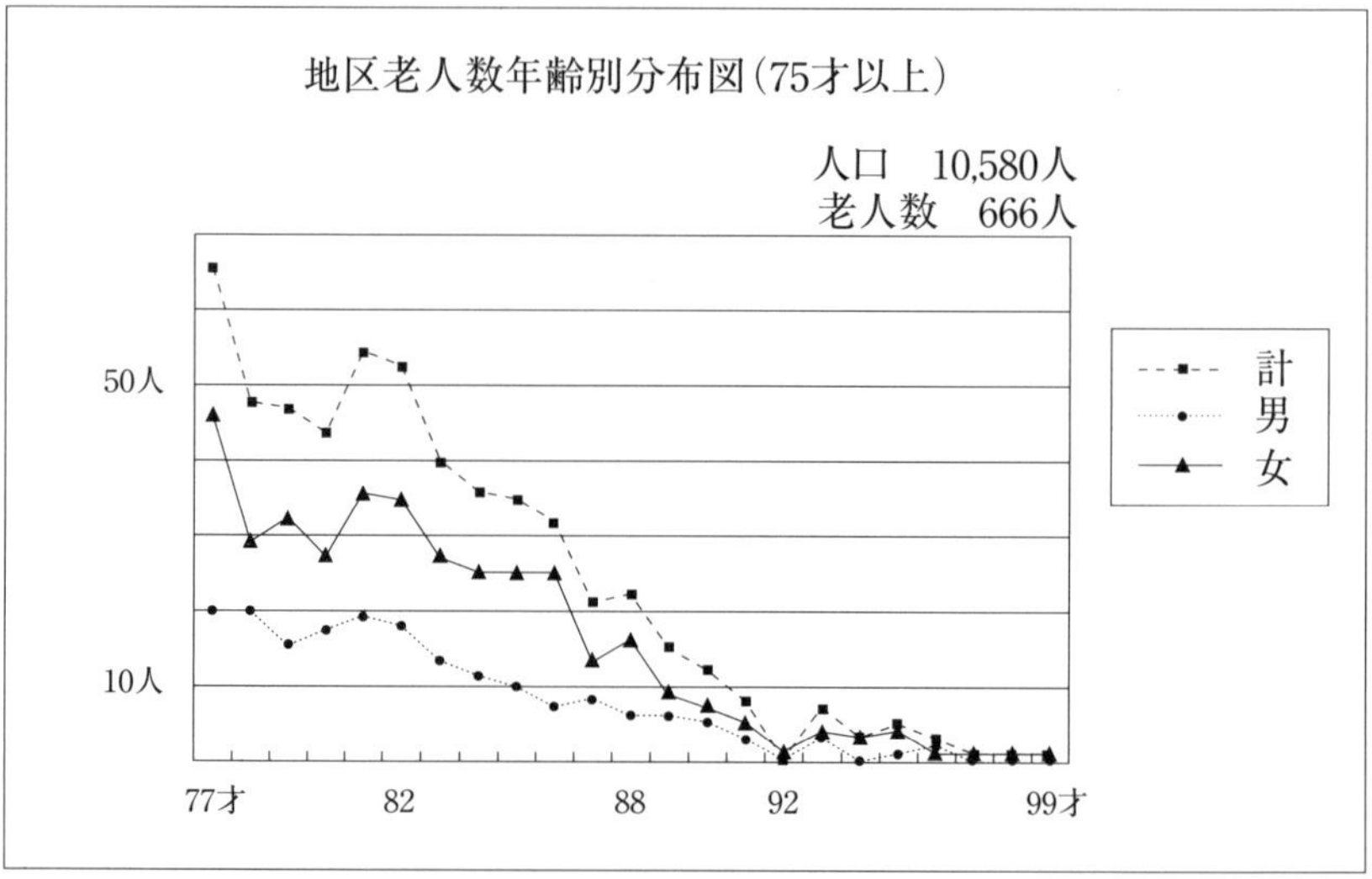

福井市湊地区老人の生存分布図　図2
(88才が大きな峠となる)　　1999年

フから、私がその分布表を描いたもので、毎年少しずつ高齢化が進んで、今まで百歳人がいなかったのが昨年（二〇〇〇年）初めて一人出ました。だが、八十八が大きな峠で、次いで九十二または九十三が峠になるのは余り変りません。

なぜ、八十八が大きな峠になるのかは遺伝子的に規制されるのだろうし、細胞分裂数を計るテロメアの分子数に限りがあるからだろうが、平均寿命がいくら延びても八十八を越すことは考えられず、むしろ将来は低下さえ予測されています。

そこで、まず、八十八を元気で越すこと。これが生活ヨーガの第一目標となります。次いで、自分の役割が終ったと知れば死の準備に入るべきで、その時期はそれぞれ異なるが、九十二歳以降がその適齢と予想されます。死の準備期間は一年前後で十分でしょう。つまり、死の直前まで健在だという意味ですが、阿部裕教授は「臥して十日」と表現しています。

2、死期の予告と大往生

死の準備に入るというのは具体的には自らの死期の予告であり、その心構えとなりますが、身体的には衰えても床に臥すことではなく、元気であって、阿部教授のように、十日間だけ臥して静かに息を引きとるのがその死に方の典型となります。おそらく最初に食欲がなくなり、歩行もおぼつかなく、床に就くでしょう。そのうちに意識が衰えて、いつの間にか涅槃に入っていたというのが大往生ですが、その大往生の仕方は一様ではなく、自らの往生の仕方をそれぞれの好みによって自主的に用意するのが生死のコントロールで、そこにヨーガの本領があります。

3、解　脱

ヨーガはいずれも解脱を目指すのであるが、それは必ずしもインドの輪廻からの解放に限られるわけではなく、生活ヨーガは生活ヨーガの解脱があってよく、少なくとも大往生するには死の恐怖があってはならず、生死の束縛から解放されていなければならないのはいうまでもありません。

といって、チベット仏教やオウム真理教のような超現実的な苦行によって現実超越を果たさねばならないわけではなく、生活ヨーガを行じていけば自然に死の恐怖はなくなるが、いよいよとなると、一抹の不安が去来しないとも限りません。

「気がつけば百歳」という琉球大学の秋坂講師の言うように、沖縄の百歳人は厳しい生計の中で、ひたむきに働いて自立していくうちにいつとはなしに百寿になり、天寿を完うして大往生していくなら、それも生活ヨーガだと言えなくもないが、沖縄という気候風土の自然に恵まれ、特有の社会的共生の基盤があってのことで、一般的に望めるわけではなく、また、それは無意識の中に自然に醸成された結果で、自然法則に即して意識的に行じるヨーガ行とは異質のものです。

では、死を安らかに迎えるにはどうするかということと、その基底にある死生観はどうなのかが問われてくるでしょう。

それにはやはり我々としてはインドの伝統的な聖典もなければ死生観もないので、我々にふさわしい諦観の道を選ばなければならないと思います。自分の魂の納まる場所といってもよいでしょう。自分が息を引きとるときの魂の行き場所です。

私はかつて若き日に、戦前ですが、鎌倉の円覚寺内の居士林に住んで、朝比奈宗源老師に参禅していました。ある時、老師と雑談の中で、老師はふと独り言のように、「死んだって灰になるだけさ」ともらされて、ハッとして、大きく眼を開かれました。そして、その後、釈迦の三法印に大きな関心をいだくようになり、諸行無常、諸法無我、涅槃寂静に引かれ、「死んだって涅槃寂然に入るだけ」で、あの世もこの世もない……と。

諸行無常で、万物は流転してやまず、すべてが消えてゆき変転し、諸法無我、自我などどこを探しても実体としてあり得ない。死ねば涅槃寂静、安らかに眠るだけ。それはとりもなおさず天地一っぱいに生きるいのちでもあって、梵我一体からではありません。この点で、同じヨーガを行じていくのにもかなりの視点の相違があり、日本ヨーガニケタンの木村慧心さんとの開きの大きさを感じます。（科学で説くバガヴァッド・ギーター、推せん文）

私には朝比奈老師を通しての釈迦があり、その三法印があるので、釈迦というより臨済禅なのですが、やはり私のヨーガには禅が底流しているのはかくすわけにはいきません。特に、死に方の問題になると、魂や霊なんて実体としてあるわけではなく、身心一体、死ねば灰になるだけ。ただ、いのち自体は宇宙のいのちそのもので、朝比奈老師は仏心の中に生き続けると説かれましたが、さて、どうだろうか。クローン人間には？

第三章　新生活ヨーガ実践の基本構想

一、新生活ヨーガの実践原理

1、生活ヨーガは四十歳代から

ヨーガはいくつから始めるのがよいかというその開始年齢の問題はインドでもかねて論議されてきました。そして、早ければ早いほどよいという主張は余り見られず、ただ、健康生活からすると、子供には子供にふさわしいヨーガがあり、子育てのヨーガもあって、そういう意味では年齢的区別はしていませんが、ヨーガは本来自分が自分の主人公になることで、精神的にも身体的にも自分自身をコントロールできてこその真価を発揮できるので、少なくとも成人してからでよいはずです。

近世の偉大なグルの一人としてあげられているラーマナ・マハリシは中学時代に臨死体験をして、死んでも魂が残るんだという古来の聖典の教示は真実だと知って、「自分の本質は何か」を求めて放浪の旅に出たのはよく知られ、そのアーシュラムは彼の孫たちによって今なお敬虔な道場としてその伝統を守られて、訪れる人は絶えないが、このような早期の例は偉大なグルに限られているといってよい。

わけても生活ヨーガとなると、三十歳代までは余り考えなくてよく、普通の生活で健康が保持され、精神的にも若さが保たれて、一般に子育てが終るまでは生物学的に人間の体は健常を維持されるようになっていて、自然のしくみは神わざだとしか思えません。ところが子育てが終る四十代を過ぎれば急激に老化が始まり、早く世代交代を促すようになっているので、とても八十八の峠を元気で越すなんて、生物学的には神に反する悪業となるのかもしれません。

そこをのり越えて、ハタ・ヨーガには死はないと説かれ、その自然のしくみを超えて、なおその奥にひそむ超自然の自然を発見するところにハタの本質があり、恰も複雑系での「第二の自然」の発見のように、そこにハタは神を見たのでしょう。

生活ヨーガには死はないなどとは言いません。むしろ、人間の寿命の限界の設定が厳としてあり、徒らに長寿をむさぼるものでなく、ヨーガとしてボサツ行に入ることでもあり、その入門期はいつかとなれば四十代がふさわしいと考えられます。むろん、五十代でも六十代でもよいが、適齢期は子育て後が原則となります。

2、内なる健康力を高め、主体化する

ヨーゲンドラ師はいつも inner health を高めることがその基本だと説かれました。その内なる健康力とは如何なるものかは現代科学ではホメオスタシスだとも言われたが、それをいま少し脳のしくみから見て考えるのがよいと思います。

内なる健康力は脳のしくみからすると脳幹部の強化を優先する立場とも受けとられ、事実、今日の脳生理学からも納得できるでしょう。ただし、それに対して高次神経活動優位説がありましたが。

いずれにしろ、脳幹部はいのちの中枢で、大脳を支配する司令塔であり、健康を守る大本営本部でもあります。特に最近の脳神経生理学から前頭部のA10神経の活動が注目されてきましたが、そのA系神経の基点が中脳や橋にあって、脳幹部の重要性は改めて強調されていることを考えれば、ヨーゲンドラ師の内的健康力の強化こそ生活ヨーガの基盤だと言えるでしょう。

脳幹部には間脳（視床、視床下部）、中脳、橋、延髄があり、植物性の生命の中枢として、食欲、性欲の発信地であり、自律神経、体温調節、水分調節、呼吸、循環を司っています。そのほか下垂体はホルモン分泌の親分でもあって、これらの脳幹部は年中昼夜の別なく無休の中枢で、その支配下の内臓諸器官も無休で、脳幹部が休むとは死そのものです。植物人間とは大脳の意識作用のみが停止することで、脳幹部は立派に働いています。

その脳幹部に対して、人間の大脳は、新皮質と辺縁系などが含まれるが、夜は眠って休みます。そして、昼は仕事をしたり、運動したりする意識的活動の中枢で、人間としての本分をつくしています。しかし、時として、脳幹部をも意識的に支配できまいかと考えたのがハタでした。

かつて、ソビエト医学では高次神経活動（大脳皮質）優位説が盛んに唱えられたので、その立場からするとハタ・ヨーガの試みは決して暴挙ではなく、その可能性は高く、自分のいのちの主人公になるのがヨーガですから当然でしょう。私もかつて内臓の条件反射の成立を動物実験で実証しましたそれは大脳皮質もまた内臓を支配している証左です）。

ただ、脳幹部はいのちの基盤であり、それが司令塔になって自律的に営まれていることがはっきりしてきたので、いのちの強化となると、まず、脳幹部の強化がその順序だといえます。そして、その脳幹

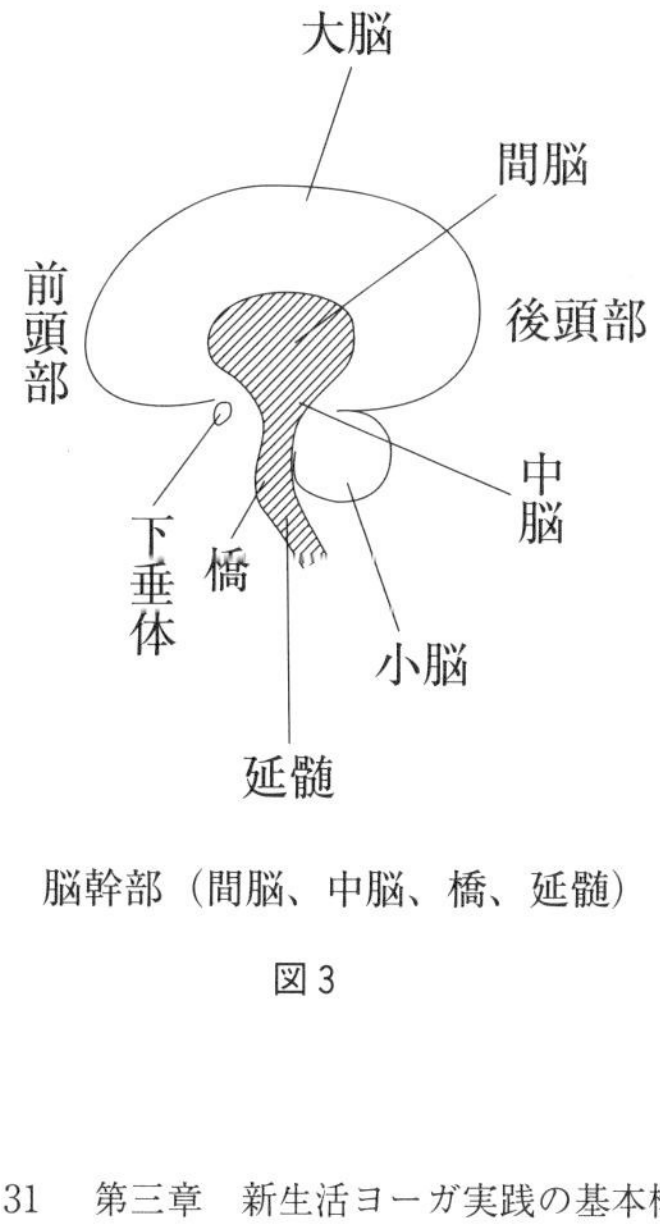

脳幹部（間脳、中脳、橋、延髄）

図３

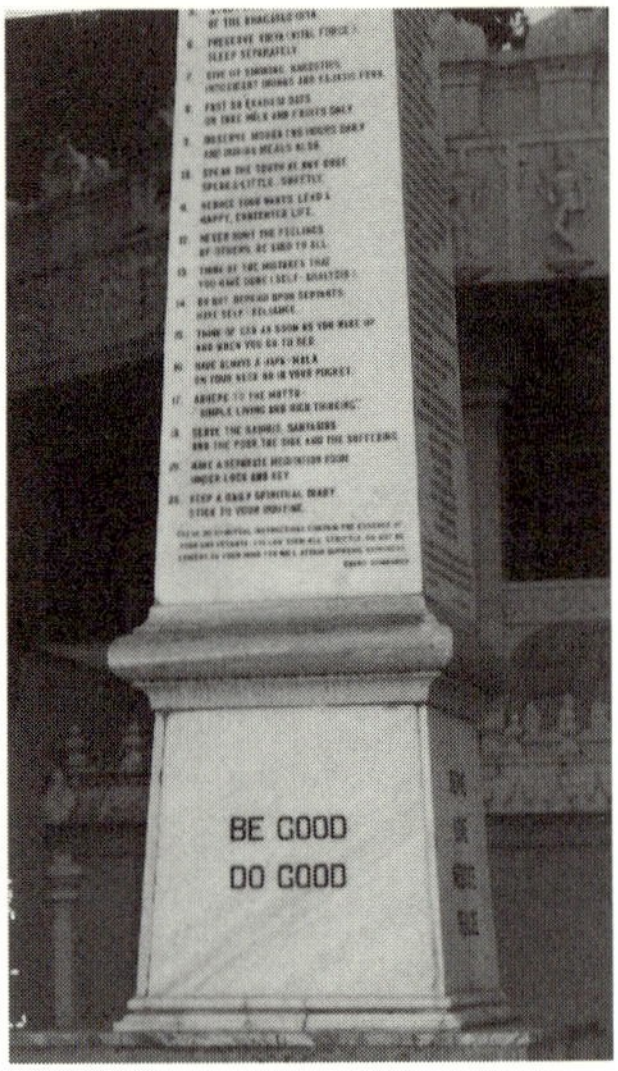

シヴァナンダ師20訓塔　図4

Be Good, Do Good

部の声を内なる声として敏感に感じとって、それに応じて生活するのがヨーガが実践の第二の原則となります。そこにはA系神経の活動があるのはいうまでもありませんが、さらに主体的に対応していくとなると大脳皮質を含めて、脳全体が畏の一字で活動するのが要請されてきて、「体に聞け」となります。また、シヴァナンダ道場の図4のように"Be Good, Do Good"の標語ともなり、自分の良いと感じたとおり所作せよとなります。

3、畏の一字

シヴァナンダの二十訓はヨーガ実践の重要項目をあげて、簡素な生活、高き思念をモットーとした生活を訓えているが、そのヴェーダンタ精神の聖厳な呼びかけは我々にインドヨーガへの導入としては適切なものではあっても、生活ヨーガからすると貝原益軒の養生訓の畏の一字が我々にとって胸を打つものがあり、今も立派に通用する健康学の実践哲理を提示していることに改めて感服されるものです。

彼は自ら命をかけて体験した主体的健康学の形成にその晩年を捧げて養生訓として、もう二百八十年も前にその大著を成し遂げたのであるが、「どんな立派な生活法を唱えられても、常に薄氷を踏む思いで、細心の注意を払っての生活でない限り、健やかに暮してはいけない」と警告しているのは、私としては感動すら覚え、生活ヨーガはこの畏の一字につきるといっても過言ではないのです。少なくとも八十八の峠はこの畏の一字がなければ絶体に越せません。

昔から「ワシは百まで生きる」と豪語した者に限って百まで生きた例しはありません。私の知人で、朝早く起きて、木刀の素振りを二百回して汗を流し、水をかぶって、「しこ」を踏み、胆力を練るのが朝の目標でした。それを誇らしげに、百まで生きるんだとよく口にするところが、すべて災の元となるので、彼は定年後、間もなく、七十歳を前にして脳出血で急死してしまいました。私の大学の定年退職の名誉教授では、私の上にはもう五人しかいません。いずれも八十八の峠を越していますが、そのうち三人はともども昔から酒もタバコも好まず、何ごとも慎重でした。一人は若い時肺結核を患い、他の一人は軽い心臓の弁膜症で常に用心していた人です。もう一人は虚弱体質で内向的でしたが、意外と耐忍力のある人でした。いずれも健在ですが、畏のほかに、益軒のいうように、忍の一字があり、しかも知的でした。四人目の人は農家の人で、元来頑健でしたが、広い庭の木の手入れをして枝から落ちて腰を打ち、車椅子とのこと。寝たきりではないが、このように不慮の骨折で寝たきり同様の人は意外に多く、頑健必ずしも長寿ではなく、やはり畏の一字こそ絶対条件で、生活ヨーガはボサツ行だという所以もそこにあります。

自分が自分の主人公になり、生活を主体化していくにはボサツ行として、その生活になりきるにあり、「随所に主となる」ことしかない。単なる健康法の実践やヨーガの実習ではなく、それに没入していく中に自然に得られるのであって、道元の言うように、洗面もまた仏道なりと、その場その場になりきるボサツ行としてヨーガに打ち込むこと。そして、瞑想を深めて自分を知るにあります。

二、ホメオスタシス強化の日常化

生活ヨーガ実践の中核は何といってもホメオスタシスの強化にあり、その日常化にあり、環境の変化に応じて、自己の体内の恒常性を保持していくホメオスタシスこそ生きる原動力で、具体的な生活ヨーガ実践はこのホメオスタシス強化の日常化にあります。

このホメオスタシスは細胞外の情報伝達のネットワークの総体と解されるようになりました。そこで、このホメオスタシスの強化はどうするかについてその具体策を検討しなければなりません。

このホメオスタシスは神経系のみならず、内分泌系ならびに免疫系の三系が密接に連携していることが明らかになり、これをホメオスタシスの三角形といわれています。図5はそれを指しているが、免疫系からもサイトカインが分泌されていることが分か

ホメオスタシスの三角形

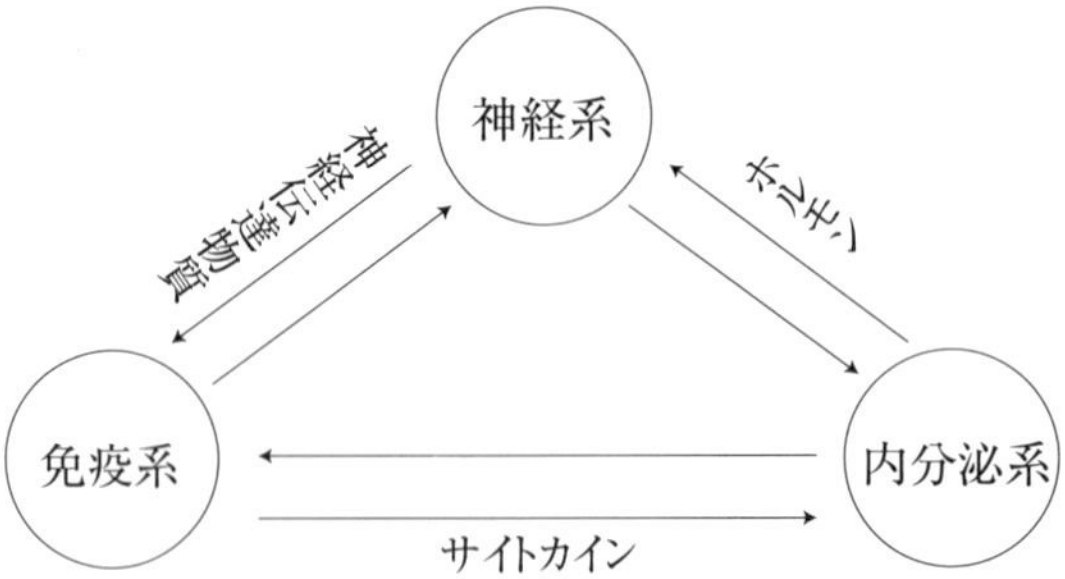

神経系より神経伝達物質
内分泌系よりホルモン
免疫系よりサイトカイシンが分泌
されて、ネットワークが形成される

図5

ってきて、従来になく免疫系の活動が改めて注目されています。ホメオスタシスが同時に自然治癒力ともなるとするなら免疫力が中心になるのは当然でしょう。だが、この三系が相互に連結しているので、むしろそのバランスよく総力を発揮していくことの方が重要になります。

そうすると、生活ヨーガの具体的な実践方策の樹立にはこのホメオスタシスの三角形のネットワークの強化の方策になってきます。そして、人間として、自分が主人公となる実践にはやはり神経系を頂点とする体制の強化にならざるを得ません。

次ぎにその具体的方法について、各系ごとに、その具体的実践のヨーガ法の項目を列記してみよう。

(1) 神経系の強化
　皮膚の鍛錬（皮膚と神経とは密接な関係あり）
　瞑想法
　体位法

(2) 内分泌系の強化
　食事法
　体位法

(3) 免疫系の強化
　浄化法
　食事法
　体位法

なぜ、各系の強化にそれぞれの具体的実践項目が右のようにあげられるかは後述するが、要するに、浄化法、食事法、瞑想法、体位法の四項目に皮膚の鍛錬がつけ加えられるのが具体的実践法となります。皮膚の鍛錬法にはさまざまの方法があるが、これを広義の浄化法に入れれば四項目になるので、生活ヨーガの実践はこの四項目につきるが、一日24時間のくらしの中の実践を考えると、睡眠という重要な時間があり、この睡眠法もまた当然含まれ、無視できません。既述のように、脳幹部の強化には大脳が休眠するにあり、年中無休の脳幹がストレスによってその活動を阻害されないことこそその第一要件ですから、ホメオスタシスの強化の根底をなすのはよく眠ることだともいえます。

古来のヨーガには睡眠法について余り触れず、むしろ眠らないのが理想とされてきました。たとえ眠っても四時間で十分だということになっていて、グルたちは皆んな早朝の瞑想を欠かさず、それを奨めてきました。しかし、日中労働に従事する一般庶民に四時間の睡眠でよいとはいえず、生活ヨーガとしてはレム睡眠のリズムなどから七時間前後が適当でないかと考えられます。レム睡眠とは睡眠段階のある段階で、急速に眼球が動く段階でREMと呼んで、夢を見ていることが多い。脳波ではあたかも覚醒しているかのような脳波で、逆説睡眠段階ともいわれて、一時期、その研究が盛んだったが、なぜ眼球が高速に動くかは明かではありません。このREM期が約90分ごとに周期するので、一晩四回として、あと目ざめまでの時間を含めて七時間程度になります。

昔からのグルや禅の高僧たちが一日四時間の睡眠でよいというのは、レム期が二回くり返されて、その後徐々に目覚める型で、熟睡が二回くり返えされ、しかも一回は非常に深い熟睡にちがいなく、それで疲労回復が十分なのでしょうが、昼間の午睡が五分間でも回復でき、座ったまま眠っているに違いありません。禅の接心中眠らずに坐禅できるのも、横にならなくても僅かの時間眠っているので、何ら不思議ではなく、立ったままでも眠ることができるのが禅僧たる所以です。生活ヨーガは四十歳からのヨーガで、老化が進む時期で一日の疲労を完全に回復させねばならず、午睡を含めて自分の睡眠計画を立てる必要があります。特に、副交感神経緊張型（ワゴトニー）の人はいくら寝ても眠いので厄介です。ですから一日八時間でも九時間でもやむなく、それ以上は越えずに、まず日課を確立する方がより大事でしよう。

三、日課の確立と新生活ヨーガの六部門

1、日課の確立

生活ヨーガはくらしのヨーガであり、人生のヨーガでもあって、毎日のくらしをどうするかの問題をおいて他にありません。したがって毎日の日課をどうするか、その実践の確立がすべてといってよいでしょう。それは日頃のヨーガとも異なって、一日二十四時間をどう過ごすか、ひいては自分の人生をどう意義づけ、完結するかでもあります。ですからボサツ行だと言う。仏教でボサツ行とはボサツになる行で、悟りの行であり、人のためにつくす行でもあります。

私はインドで、師匠からいつも日課の確立が大事だと言われました。最初は余りその意味が分からず、当たり前のことだと聞き流していましたが、生活ヨーガを考えるようになってから、要はこれしか生活ヨーガはないのではないかとさえ思うようになりました。インドでの日課を"routine"《ルーチン》と呼んで、毎日決まった仕事を規則正しくくり返す意で、単なる一日のスケジュールではありません。その一日の仕事の内容と共に、毎日規則正しく続けるところにヨーガでの意味があり、この決まった仕事を、正しく規則的に、長く続けるのがヨーガ行です。

今日、生物学や生理心理学で、バイオリズムの一環として、サーカディアン・リズム（概日リズム）の研究がなされています。生命現象では生活リズムが非常に重要で、日差ぼけや夜勤病を見ても分かるように、生活リズムを崩すと、直ちに生理的変調をきたすのは明らかです。サーカディアン・リズムはほぼ一日二十四時間前後の周期で生理現象が行われていることがはっきりしてきたので、概日と名づけられました。

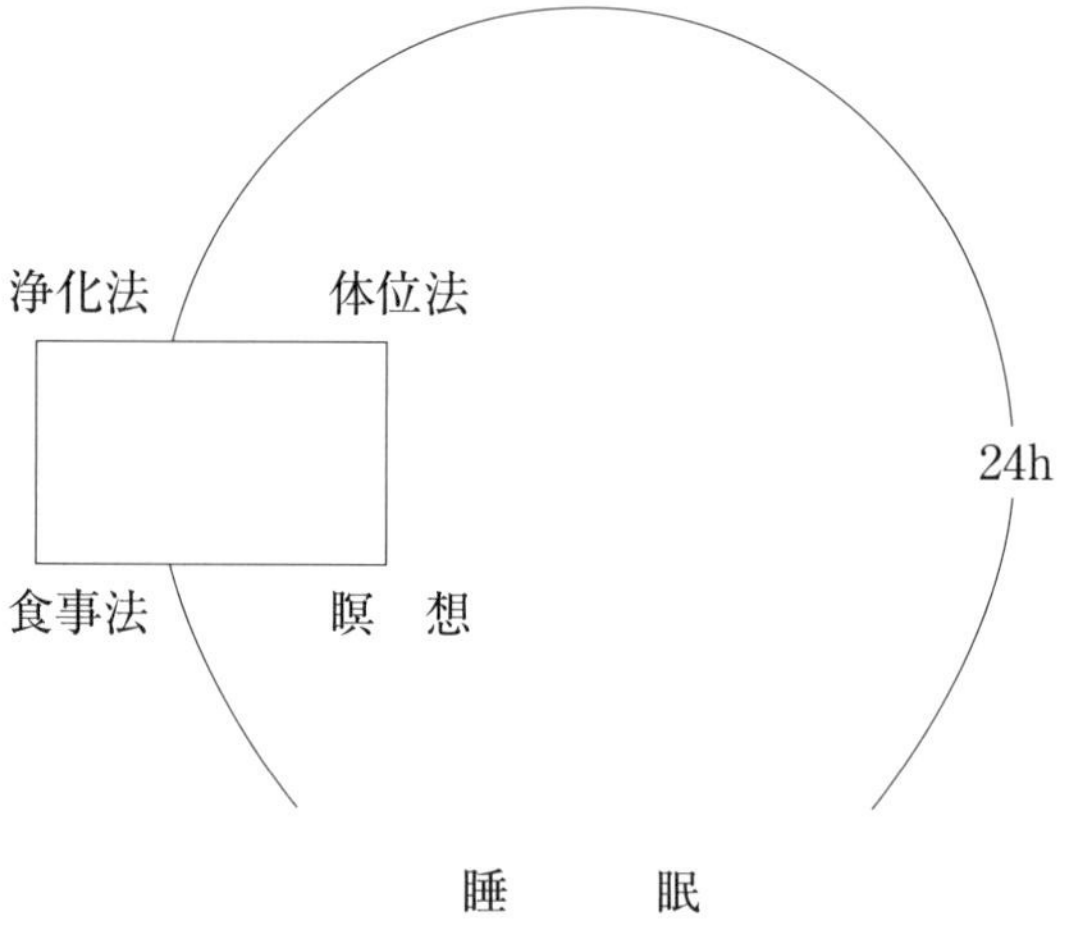

生活ヨーガの日課モデル　図6

この概日リズムを司る体内時計がどこにあり、なぜ、ほぼ一日二十四時間という周期になるのかの研究がその主な課題ですが、人間の体内時計は元来二十五時間周期だという。それが眼の網膜からの光情報をうけて、ほぼ二十四時間に修正され、一日の概日リズムとなって生理現象が行われるという（井深信男）。この概して二十四時間という「あそび」があるのが興味深く、二十四時間きっかりでは大へんなことにならないとも限りません。

この体内時計は視交又上核にあり、光りが眼に入ると体内時計が感じとって、さらに中脳にあるA6神経核や松果体に伝えられて、目覚めとなって、一日の日課が始まります。夜になると、暗さが松果体のメラトニン分泌を誘導して眠くなり、休眠に入る。このようなサーカディアン・リズムが規則正しく続くことが健康上欠くことができないが、その日課の内容が次の重要課題になってきます。

それは前述のホメオスタシス強化の四部門、浄化法、食事法、体位法、瞑想法を図6のように、一日の日課として、どのように配置して実践するかにかかってきます。

稲村晃江さんによると、アーユルヴェーダから見て、朝二時から六時までヴァータの優勢な時間帯で、朝のスガスガしいこの時刻に起きるのが一ばんよく、それを過ごすとカパの優勢な時間帯で、重苦しい、緩慢さが影響すると言い、夜の就寝時間については再びめぐって来るカパの優勢な夜十時までに眠るのがよく、それが過ぎるとピッタの時間帯で、内に燃える時間で眠りにつき難くなると述べています。

では、生活ヨーガの日課モデルとしてどんなのがあろうか。私の場合を例に。

私の1日

6：00　寝どこの体位法、瞑想、祈り、
　　　洗面、水をのむ、鼻の洗浄、
　　　水をかぶる。
7：00　広間での体操、読経（時折）
　　　朝食（牛乳にコーヒーのみ）
　　　新聞を読む、朝の仕事
11：30　昼食（土曜は絶食）
12：30　研究所へ（火、金、土のみ）ヨーガ
　　　健康指導、カウンセリング
18：30　入浴（温冷浴あり）
19：00　夕食
20：00　読書その他
23：00　瞑想、就寝

私は朝六時に起きて、右表のように寝どこの上の瞑想と体操をします。これは佐保田先生も同様でしたが、アーナンダマルガでは至上命令となっていて、絶体に欠かされない重要日課の一つでした。ただ、寝どこではなく、洗面後のサーダナとしてです。そして、ヨーガ行の多くは殆ど朝に限られ、朝起きて

朝食までの時間に集中しているので、朝どれくらいの時間をつくるかにかかっています。

夜は就寝時の瞑想で、やはり私は寝どこでします。私のベッドは木製で広く頑丈に出来ていて机がついているので、仕事もベッドの上です。いわば瞑想室でもありますが、インドでは自分の瞑想室となると花を飾り、マンダラなり守護神を掲げて聖なる部屋となっているので、私のは中途半端な瞑想室としか言えません。それでも自分の瞑想室を設けるのがどうしても欠かせないので、それぞれ工夫してその部屋を作り出すことが肝要です。

就寝時刻は十一時頃でしたが、夕食後すぐ寝て夜中に起きて瞑想したり、仕事をしたりして、再び眠ることが多くなり、八十歳を越えてからは特に気の向くままになりました。ですから日課の確立の意味が年齢によって変るのが自然でしょう。

2、生活ヨーガの六部門

自分の部屋の問題一つとってみても、いろいろと考えねばならないのは前述のとおりだが、それ以上にいのちに直接かかわる生活環境の問題があって、その配慮なしにはどれほど自分の内的健康力の強化を図っても実現できないことを、古来のハタ・ヨーギーたちは神経質と思えるほど微細に気を配りました。

それはつきつめれば、空気・日光・水の三つの問題といってもよいので、その三点から生活環境を整えることが中心になり、具体的には通風・採光・温度・湿度・飲料水などとなるが、現代的には環境汚染が加わって、到底そのすべてを網羅して論じられないほど広汎で、複雑になってきました。多少の汚染はそのうちに内部的に免疫ができて、内外の相互関係からそれなりに適応していくが、限界を超えた場合どうするかについては目下重大な問題になってきて、生活ヨーガ実践の第一部門として位置づけられます。いわばいのちの基盤づくりでもあり、その土台づくりから積みあげないと、ホメオスタシスの強化は成らなくなります。

こうして、第二部門以下には前述のホメオスタシスの強化法の四つの部門をそれに当て、第二、第三、第四、第五の部門とし、最後に第六部門には愛他活動を添えて、ボサツ行としての本領をそこで発揮しようとするので、それをまとめて生活ヨーガのくらしのヨーガの六部門と呼んでいます。その実践内容は左記のとおりです。

生活ヨーガの「くらしのヨーガ」の六部門

第一部門……衣住の適合
第二部門……クリヤと浄化法
第三部門……食事法
第四部門……体位法
第五部門……瞑想法
第六部門……愛他活動

この六部門は私の従来の生活ヨーガの六部門を踏襲したのであるが、既述のように、新生活ヨーガとして更に新らしく、「人生ヨーガ」という観点からの生涯を通して実現するヨーガを追加するもので、生活ヨーガは大きく分けて、くらしのヨーガと人生ヨーガになります。そして、人生ヨーガは二つの部門からなり、死に方を含めた十年課と復健法に分けて実践していくことになりますが、くらしのヨーガと人生ヨーガとは日常的にはどう異なるのかといえば、くらしのヨーガは毎日欠かすことはできないが、人生ヨーガは人生という長いスパンの間に実現するのであり、また、特定期間だけ必要に応じて実現する健康回復法があります。十年課とは十年節目の課題で、最後は死に方の問題になります。

重ねてこれらをまとめて分類すれば次頁の表のようになります。

- 新生活ヨーガ
  - くらしのヨーガ
    - 第一部門
    - 第二部門
    - 第三部門
    - 第四部門
    - 第五部門
    - 第六部門
  - 人生のヨーガ
    - 十年課
    - 死に方
    - 復健法

表　1

前編　暮らしのヨーガの六部門

第一章　第一部門　衣住の適合

ヨーガの火をともすことによって、大自然の五つの要素（地・水・火・風・空）を統制し、自らの体を征した者は病いもなく、老化も、死もない。

（シュヴェーター・ウパニシャッド書）

一、空気・日光・水は食より大事

この話は今は亡くなったが、近年までベナレス近くに住んでいたデブラハ・ババというヨーガ行者の言ったことで、私の知人のヤダフ君の郷里の人でもあって、よく彼はこの行者の話をしてくれました。年齢はよく分からず、昔からそこに小屋を建てて独り住んでいて、いつも瞑想をしていたと言う。村の人の話では百五十歳を越えていると言われていたが、何分にも冬になれば温い南インドに移り、夏になれば北へ行って、年中そこに定住していたわけではないので戸籍もなかったのでしょう。ヤダフ君は郷里に立ち寄って、たまたまそのデブラハ・ババに会えると、いろいろ話し込んで帰る（ボンベイのヨーガ研究所）ので、その様子を手紙で知らせてくれていたのが、ババは急に亡くなって、私も一度ベナレスへ行きたいと思っていた矢先で残念でなりませんでした。私の一ばん関心を持ったのはやはり長寿の由来で、まず何を食べているか、どんな暮らしかという点で、ヤダフ君もそうでした。

その返答がこの話で、食など問題にしていないのであって、ウパニシャッド書にあるとおり、大自然の五つの要素（地・水・火・風・空）を統御し、自らの体を征することに主力をおくのがヨーガ行者だと改めて思い知らされるのです。自らの体を征すとは食を断つことで、体の不調を感じれば、何をさておき食を断って、純度の高い地・水・火・風・空（地・水は水に、火は日光、風・空は空気の三要素にまとめられる）の良好な水・日光・空気を摂取して、いのちの蘇生を図るのがいのちの基盤づくりです。環境を整えるということは単に良好な周囲の状況を保持することではなく、生体の物質代謝そのものを改善するにあり、具体的には空気・日光・水の三要素を純化して摂取し代謝するにあります。

したがって、インド医学のアーユルヴェーダでは、すべての病気はこの三要素に病因があるという三病因説（トリドーシャ）に立ち、その治療原理はこの三要素の純化と調整にあります。ところで、アーユルヴェーダとヨーガとはどういう関係にあるかという問題になると、ヨーガはあたかもアーユルヴェーダの実践面であるかのようにアーユルヴェーダ関係者では言われているが、ヨーガの本領である瞑想行そのものは数千年以上のインダス文明の中に見出され、アーユルヴェーダというヴェーダはその後のヴェーダ時代に生まれたもので、それぞれの起源から見て従属関係にあるものではありません。ただ、後世のヨーガでは盛んにアーユルヴェーダを取り入れて理論化したり、実践化していったのは否定できません。それはヨーガにはヨーガ独自のヴェーダ的聖典はなく、せいぜいヴァガヴァッド・ギーターという戦場での神の謡《うた》が、ずっと後世になって作られたのがヨーガそのものの唯一の聖典で、理論大系化に独自の資料が乏しかったからでしょう。

空気・日光・水の重要性の強調もウパニシャッド書を借りてのことであるが、それによって老化も死もないというのはインド独特で、中国では仙人が霞を食って生きると言うが、その老化も死もないとは言っていません。白日昇天して不老不死となるのであって、健康保持には医薬同源で、食もまた大切だと考えられてきました。

ハタ・ヨーガになって健康回復にヨーガ法が研究され、アーユルヴェーダと異ったヨーギック・セラピー（yogic therapy）が行われ、シヴァナンダの書にも詳しく述べてあります（一九五七）。例えば、ムドラーは各内分泌機能を高め、どの体位法は何の病気によいとかで、あらゆる疾患の手当法が述べてあり、近代ヨーガ療法の代表書でもあります。このほか、私の師、ヨーゲンドラ師も早くからヨーガ健康法を出版し、私はその訳書を春秋社から公刊しましたが、ヨーガ健康法ならびに生活ヨーガの実践で国民医療費の半減を目指すことは単なる思いつきではありません。

それには自らが五つの大自然の要素を統制し、自らの体を征しなければならず、医療にすべてを委ねるその生活態度から転換し、生きた環境づくりから始めねばならないこと、空気・日光・水の三要素の生活の基盤づくりからが生活ヨーガ実践の第一部門となります。

だが、インドでもここ十数年来急激に環境汚染が進み、自然破壊が驚くほどの速さで、前述のデブラハ・ババの急死も不思議ではありません。そうした中で、どう生活環境づくりに取り組むかが問われます。

二、住居・居間の問題

ある難病（特発性血小板減少性紫斑病）の人が、今まで山の陰でじめじめした住宅に住んでいたのが、山道拡張で立ち退き移転をさせられ、陽のよく当たる場所に移され、新しい快適な住居を構えて住んで以来、いつとはなしに体調がよくなってどうにか勤務に出られるようになったという、極めて陳腐な例ではあるが、それが私の一泊断食ヨーガ研修会に参加するようになって、医薬のステロイド剤の服用が徐々に少なくなっていき、三年後にはついにステロイド剤からの脱出に成功したが、こうなると驚きです。

この種の自己免疫病はプレドニン服用以外には、将来的にゲノム操作しか考えられないのがその現状といってよく、必ずしも安心はできないものの、そのいのちの基盤づくりに取り組んでいくうちに元気に働けるようになるのは確かです。今まで山陰で部屋にカビが生えて気分的にも陰うつでならなかったが、毎月一回の一日ヨーガ研修に参加していくうちに腸の中のカビもなくなって、血小板減少が改善されるのは腸管造血説を引き合いに出さなくても、ハタ・ヨーガでは至極当たり前のことと解されるでしょう。

インドのヨーギーは東向きの戸を開けて通風をよくし、ぎらぎらした直接日光を避けて、居間と寝室を兼ねた一戸建ての小屋を好んで、土間のたたきが何よりも快適としています。そして、凹地とか、湿地とか、山の陰などは絶対に避け、少し小高い岡が理想とされます。余り高地では肺呼吸に影響し、瞑想を妨げるからで、どんなに高くても海抜五〇〇m内で、高野山、比叡山、永平寺いずれも深山幽谷ではあっても海抜は高くありません。

住宅としては神戸、須磨などの瀬戸内が理想的で、その小高い岡は気候、風土、文化あらゆる面から、我が国はむろん、世界でも随一でないかと、私がそこにしばらく住んでみた経験から思います。

だが、せっかく住宅地はよくても、居間そのもの、あるいは寝室も兼ねた居間でも、空気・日光・水の面で十分生かされていないなら何の価値もなく、反対に、多少、気候、風土に恵まれなくても、住居、居間に工夫があれば生涯住んで何らの不幸不利も起きず､多くの庶民はその中で生きているのであって、要は居間の改善にあると言えます。インドのヨーギーのまねでなくて我が国での居間の問題です。

昔の農家は日中は田畠に出て、夜は寝るだけの住居であって、どんな居間だろうと、通風・採光・湿度などに配慮の必要もなかっただろうが、今は大きく変わらざるを得ません。マンションにしても同様で、要は、どこまで居間のあり方に関心を持ち、それがどれだけ肉体を蝕んでいくかを考えて、すぐに対処する決断こそその鍵でなかろうか。

ずっと将来の住宅問題となると、すっかり様相が変って、都市住宅の形態はあたかも別の惑星のような景観を見せつけられるかもしれないが、空気・日光・水の問題になると、果して変りがあるのだろうか。

かつて、五十年代にモレノという心理学者が「誰が生き残るか」（Who shall survive?）という大著を書き残したが、結論は気心の合った者同士が集団をつくって生活するのが一ばんよく、幸福でもあると述べていた。気心の合った仲間同士がマンションを建てて、そこで売店も、診療所も、プールや公園もあって生活できるならいいだろうが、政治・経済体制のあり方の見通しなくしては、仮想に過ぎないものの、いま、ここでは生活ヨーガからの住宅の問題として考えるときは、それも一つの将来像で、その空気・日光・水の解決が残された課題になるでしょう。

三、冷暖房の問題と衣服

私は戦後間もない頃、日比谷公園の近くにアメリカ軍の図書館があり、一般に公開されていて、専門書もあってよく通ったが、冬になるとその暖房の心地良さに言いようのない幸福感と満足感が身にみなぎってくるのが初めての経験で、その物質文明の快適さに羨望さえ感じました。

ところが、今はそれ以上の快適な冷暖房の中の暮しで、私にはどうしてもこのままでいいとは感じられず、少なくとも私の個人の寝室兼居間には冬の電気コタツ一つで、夏の冷房もありません。なぜこのように冷暖房を避けるかというと、第一には我々日本の気候から、その本来のあり方として必要がなく、それが自然であって、北欧人とは異なるということ。第二には体温調節は脳幹部の重要な機能で、冷暖房の完備はホメオスタシスカの低下につながり、生命力の弱体化になるからです。昔から子供は風の子と言われて、冬でも外でかけずり廻って遊びました。冷暖房なんて見たこともなく、ストーブすらありませんでした。学校でも炭火の炉一個だけ各教室に配置され、毎朝用務員が火種を分けて廻ったものです。

ところで話は変りますが、和歌山市にある私立の太陽保育園は今でも裸で過しています。毎年五月になるとプールに入り、冷暖房なんて何一つありません。冬は高野山で裸の雪合戦。夏は全員参加の裸の鼓笛隊が市中を廻り、市民も大きな関心を持って注目しています。こうした一見スパルタ式保育が、意外と「いじめ」がなく、全員助け合って仲がよいのに驚嘆されるようになりました。そこに今日の我が国の教育の根本問題がひそんでいることを痛感されます。

このような教育に対して今日まで続けられてきた理事長の平井謙次氏の並なみならぬ信念と努力に敬服されるが、そのバックにあったのが沖正弘先生で、ヨーガ精神の発露でもあります。もし、公立の保育園なら三日と続けられるものではなく、父兄からの轟々たる非難反発に耐え得る人は、たとえ私立の理事長でも他にないのではなかろうか。

平井理事長が自らの心臓弁膜症の克服のため長い

断食の後に、初めて陽の光りに当たり、太陽の恵みの余りの大きさに感動し、体一杯に太陽を浴びる保育を発願したという。その発願は深い宗教的慈悲心からのもので、単なる経営理念ではないところに信念の強さがにじみ出るので、まさに偉業と言うほかありません。

年中裸はインドのヨーガ行者に見られ、ラーマナ・マハリシ師も上は一糸もまとっていませんでした。南インドといえども冬期の朝はかなり冷え込み、寒くて仕方がないほどです。（師は結局、皮膚がんで亡くなられたようだが、日中の太陽の直射は避けねばならず、特に紫外線が問題となっています）。ただ、朝のさわやかな陽光は平井理事長の体験のようにいのちの源泉でもあります。

次ぎに、衣服についてであるが、ヨーガ行者の衣服は単に粗衣というだけではなく、行者としての表示でもあるオレンジ色とか、サフラン色とか、あるいは白色を選んできました。その選択は日光の摂取、殺菌力、衛生のほか、紫外線の防止までも配慮されたのでないかと思われます。

それに比べて今日の我が国の衣服を見ると、エスキモー人が着るような完全防寒のアノラックや、子供の完全防寒手袋など、温かそうで、非難はできないが、ヨーガの立場からすると、異常と言わなければなりません。なぜそこまで完全防寒の必要があるのか。手袋、外套、えり巻きなど装飾用としては用いても、普段は着用しないのがヨーガです。粗衣、素足、草履ばきがヨーガ行者で、長い肩かけをするのは聖なる品位をそえるもので、えり巻用でないのはいうまでもありません。

全身を包み込んでは皮膚呼吸を妨げて、COの発生が多くなり、ひいてはがんになり易いと西勝造先生は盛んに説いて廻られ、戦前のことで珍しくその発がん説に興味をそそられました。そして、荒い網のシャツを買ってそれを常用していた人もいて、戦後も大衆浴場でそんな人を見かけたこともあり、厚着は大禁物と言っていました。この発がん説は今は活性酸素説に置き替えられるべきでしょうが、厚着そのものはひ弱にするのは間違いありません。衣服はその人のあり方、ひととなりを示すので、ヨーガ人はヨーガ人としての衣服があり、日本の風土に合った簡素でヨーガ行に即する衣を工夫すべきだと思います。

四、浄水飲用

飲用水についての関心は我が国では余り一般に見られなかったが、都会での水道水の汚染問題以来、その不安が次第に高まり、最近、浄水として全国的にスーパーで販売をされるようになったのは未だかつてなかったことで、不安に乗じたコマーシャル化現象として、新しい問題を投げかけています。

私の住む北陸地帯は汚染度が少なく、大都市のような水道水の浄化装置など全く必要のない水質の良い飲用水で、平成八年に金沢市のある民間研究所に依頼して、福井市の水道水の水質検査をした結果が、表2のとおりで、良質の水道水であることが分かった。おそらく金沢や富山でも同様でないかと思われるが、福井は九頭龍川と水田の地下水から吸い上げているので特に良質でないかと思います。

こういう状況にあっても販売水を持ち歩いて飲んでいる風景は異常としか見えません。なるほど生水はインドでも一日四シーア飲めとヨーガ行者の間で言われていて、それは三・五ℓに相当し、かなりの量で、びんに詰めて持ち歩かねばならなくなるでしょう。インドは暑い土地で、それくらい必要でしょうが、がぶがぶ飲んでは水分の新陳代謝の速度をはるかに超えるので、一時間にコップ半分くらいが最もよい。インドではその倍としてコップ一杯二〇〇ccが適当かもしれず、食後は避けねばならないので、

水質検査結果概要	
亜硝酸性窒素	〇・四
塩素イオン	五・九
有機物	一・〇
鉄	〇・〇三
カルシウム	三一・〇
p.H	六・九
大腸菌類	陰性
濁度	一・〇
残留塩素	不検出
臭気	異常なし

1996年調査　表2　（単位mg／ℓ）

総計一日三・五ℓになるでしょう。

要するに、小便の色が濁っているのは血液の濁りで、血液を常にさらさらにしておくのが健康のもとで、それには生水を一時間にコップ半分、一日総計一・五ℓをメドに飲んでいるのが望ましい。そのほか、お茶などを加えれば二ℓから二・五ℓとなります。

なぜ生水か。本来は山中の岩から湧き出る水が最も良く、いろいろのミネラルが含まれ、温度も適温で、非常にうまく、したがって、アメリカのゲルソン療法でも生水飲用をすすめ、がん治療に有効とされています。また、南フランスのルルドの町では、湧水にゲルマニウムが含まれていて万病に効くと言って、飲むばかりでなく、温泉療法としても用いていて、生水や湧き湯には豊富なミネラルのほか、生きた水として酸素や酵素その他有機物が含まれ、金魚も育ちます。

大都市では浄化器で生水を飲むしかないが、インドでは自分で浄化装置を作って濾して飲んでいるのは、私には非近代的とは映らず、ポツリ、ポツリと一晩かけて、ゆっくりと自然の流れにそって濾化されて、あたかも聖なる水として喉をうるおすのは捨てがたい生活芸でなかろうか。

第二章　第二部門　クリヤと浄化法

一、クリヤの実践

朝夕の行事の実践をクリヤ・ヨーガ（kriya yoga）と名づけられて、朝夕、読誦《どくじゅ》とか、祈りとか、心の浄化法が一般に行われます。さらに、シヴァナンダ道場では火の儀式などバラモンの伝統的行事があり、同じヨーガでもさまざまの行事（クリヤ）があり、異なります。

読誦は聖典をリズミックに読みあげ、心の煩悩を払い、マントラを唱えて祈りを捧げるが、生活ヨーガとしても欠くことはできません。ただ、日本人としてはどうするか、インドの聖典もなく、マントラもぴったりしなく、それぞれの読経や祈りを考えるしかありません。

私は既述のように、朝、目が覚めると、そのままベッドの上で体位法をし、瞑想して、次のようなマントラを合掌して唱えます。

All these are supreme Brahma!
オール　ジーズ　アー　スプリム　ブラフマ

（すべて神の思召）

このマントラは実はアーナンダマルガ僧から与え

られたもので、いくつか与えられたマントラのうち気に入ったもので、今もくり返して唱えます。ブラフマというヒンドウの神を持ち出すのは我々として適当かどうかですが、マントラですから、それぞれのイメージでよく、大日如来でも、釈迦如来でもよいわけで、要は、悲しいことも、うれしいことも法《ダルマ》のなすところとして受容し、感謝することです。

そして、私はそのまま涅槃に入り、死の寂静の世界に身を置き、大自然のいのちと融合します。死も生もない一如の世界ですが、初めは死の準備であり、死に方の練習でもありました。

読経は一般に日本ヨーガでは般若心経ですが、生活ヨーガとしては、私は浄土真宗ですから、日常的には正信偈になります。我々としては宗派など全く意識にありません。また、仏教とも神道とも、あるいはキリスト教やイスラムの方式であろうと、朝夕の心の浄化をどうするかの問題だけです。

二、浄化法

体の浄化もクリヤの中に含まれますが、断食などはクリヤとして定期的に行えば最大の浄化法の一つになります。

そこで一般に行われている浄化法の羅列ではなく、生活ヨーガとして必要なもので、私が実践している方法のみを、順を追って挙げてみよう。

1 コップ一杯の水

朝の洗面にコップ一杯の水を飲むのは胃腸のみか、血液の浄化に欠くことができない。胃の弱い人は自分の分量を加減すればよい。また、便秘にもよい。

夜、就寝前にもコップ半分のむのがよい。神経が落ちつき、夜中の発汗による血液濃度の高まりを防ぐ。

2　水をかぶる

これは私の浄化法の最大の行事の一つで、特に冬期はいのちの蘇生法となる。これは六十歳での胃の手術以来で、今も毎日欠かすことはない。

血圧の高い人には冷水マサツがよいが、私にはむしろ一挙にかぶるのが快適でやめられない。したがって、体の浄化というよりは魂の浄化であり、カゼを引かなく、皮膚の鍛練ともなる。

せめて、温水マサツでもよいから、毎朝神経と皮膚の鍛練に励むのが八十八の峠を越す必須条件であることを確信しています。

3　鼻の洗浄

以前はやかんの微温湯に塩分を僅か含ませて、それを片手の凹みにすくって、仰いで鼻中に注入して、口から出すネティ法を試みたが、今は必要に応じて水を両手ですくって洗浄している。これは鼻の通りのよくない時に行っていて、必須条件にはならない。

鼻の悪い人とか、風邪を引いた時とかで鼻の洗浄の必要がある人は洗浄器が医療器具店にあるので、それを使用すればよく、あえてヨーガ法にこだわることはない。

4　一日断食の励行

これが水かぶりと共に生活ヨーガの最大特色であり、必須条件であって、浄化法の代表格にあるので、インドヨーガとはこの点でも異なります。

インドでは私は師匠より断食など無理するなと言われたが、日本人の飽食時代にこれなくして八十八を元気では越せないと強調している。それは、一日断食のくり返しでよく長期断食は別問題です。

この一日断食のくり返しという結論に至ったの

は七十歳代で、私の喘息治療を目指して始めた四十歳代からの長年の試行錯誤の結果からで、今は浄化法として毎週土曜日は食を断っている。そして、もう食を断っても何の飢餓感もなく、その時の私の血中のケトン体の数値が、他と比較して極めて少ないことが以前に実験して分かった（アーユルヴェーダ研、一九九二）。

三、月例一泊断食ヨーガ研修会

私の研究所は社団法人として県の認可を受けて、ヨーガ研修とその普及を図かる目的で設立されたものですが、毎月の一泊研修会は食事しないで、生野菜ジュースとか、梅干し茶とかを飲んでヨーガの研修を行っています。

その時、お茶の代りに寝る前にセンナを飲み、かつ腸の浄化を図かり、ナウリやバンダでより効果を期します。このように、平素から便秘がちな人はナウリやウディアナ、バンダを行ない、センナを適当に飲むのも一つの腸の浄化法です。

毎月第三土曜の午後二時に集って、食を断ち、翌日正午に図7のように軽いヨーガ食を楽しむのですが、少なくとも二食の絶食です。人によっては土曜は朝から食べないで参加するのもあれば昼抜いて来る人もいて、それぞれ自分の判断で参加し、三食抜き、四食抜きとそれぞれ異なります。初心者は二食抜きから始めますが、リンゴの入った生野菜ジュースを飲むので苦しむことはありません。

この一泊研修は病気の治療ではなく、ヨーガの実習で、体内浄化法として二食抜きから試るものですが、一年二年と続けると、いつとはなしにそれぞれの体の不調が好転していくのは確かです。私はこのような体の不調が自然に回復していく方法を復健法と呼んで、医療法と区別しています。もし、我が国の国の医療予算を半減しようとするなら、国民の主

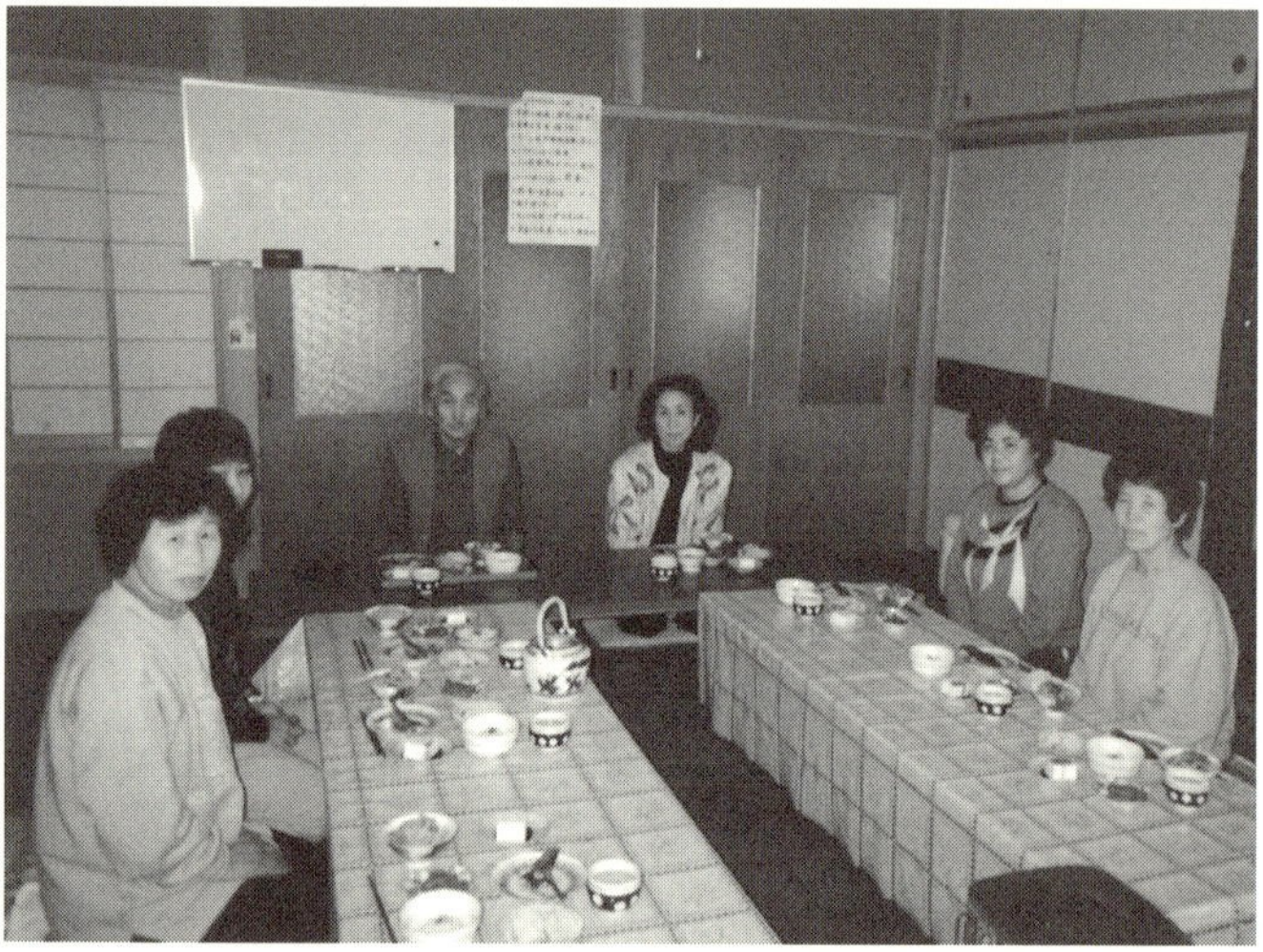

一日断食後のヨーガ食（ヨーガ研究所） 図7

体的な健康回復法を育てない限り実現できないのであって、私の復健法の普及が最も早道だと強調するのもその長い体験からです。

そして、その国民的社会的方策として、まず、全国の寺院がこぞってヨーガ道場を開いて、私のヨーガ研究所のような活動をするのがその具体策であり、寺自身の生き残る唯一の道でないかと訴えてきたが…。

第三章　第三部門　食を正す――生活ヨーガ食の実際――

一、ヨーガ食の基本原理

1、万遍主義

古来、ヨーガでは、食物は宇宙と自我を結びつける媒介物であり、自分の肉体は主として食物によって構成されるものと考えてきました。むろん、宇宙の五大要素の地水火風空すべてがその基本にあるが、主に食を通して構成されるとするので、その食のあり方は宇宙のあらゆる自然要素を吸収するように、まず、万遍主義に立つのがその第一原則になるはずです。

ですから、植物性食に余りに捉われたり、海産物を一切禁止されたりするなら、その基本原則に反するといわねばなりません。最近、微量栄養素の研究が進んで、僅かのセレニウムやコバルトなども欠くことができないと分かってきて、このほかに測定できないほどの極微量の栄養素も挙げられ、それらの僅かのミネラルをどう摂取するかが重要問題になってきました。

以前に、厚生省の発表した「一日三十種の食品をメドに……」という指示は万遍主義の立場に立っての一つの具体策でしょうが、その万遍主義が微量栄養素の組み合せをどうするか、それを何日間で一巡させるのかという問題になると、全く手が出ない状態で、余り参考にはなりません。人間の血液成分の入れ替わりは約二カ月とか、三カ月とか、人体組織の変換は約一年とかいわれているので、少なくとも二カ月か三カ月内に何回か巡還しなければならないでしょう。

戦前、お盆になると、きまって鯨の白い皮肉を食べたり、正月には鱈のカズノコが食卓に出たように、年一回でも極微量栄養素が含まれていればよかったのかもしれません。それがどういうミネラルか、亜鉛やマンガンなどは極微量ではなく、いつも必要ですが、セレニウムとなるとめったに摂取できず、また、その必要もなく、その献立は容易ではありません。

しかし、正食運動の創始者、櫻沢如一氏の身土不二の原則のように、自分の生まれ育ったその土地の産物を食べればよいので、遠い土地の食品は摂るべきではないという観点もあり、インドヨーガでも当然インドの食品に限定して考えてきたのは間違いありません。

遠い外来輸入食品を選ぶ必要はなく、それよりは、その土地の大根なら、根も葉も全体を食べ、魚ならそのヒレも尾も内臓も全部食べる全体食、自然食が重要で、それはそこにあらゆる栄養素が含まれているからです。また、火を通すのは植物性ならその酵素がなくなるので、本来、植物性品は生食がよく、保存のためなら乾物にするのがよい。インドでは生食は厳しい環境の中では問題なので、主に乾物としたり、発酵させたりしてきて、生食は殆どありませんが、日本でも生食を避けるのがヨーガ食だとするなら大きな誤りだと言えます。

また、せっかくの生食に、大根や人参の皮をむいたり、リンゴの皮をすっかりむいて食べたりでは大事な栄養分がなくなって、粕を食べるに等しく、万遍主義に反します。

2、瞑想本位の菜食主義

インドのヨーガ食の特色は瞑想を妨げないことにあり、いかに栄養的に良くても瞑想を阻害する食品は一切除外され、原則として菜食主義を貫き、乳製品が唯一の動物性食品となっています。

菜食主義はヒンドゥ教の食生活で、必ずしもヨーガからの慣習ではないが、ニラ、ニンニクやスパイスなど刺激性のものから眠りを催すものは瞑想を乱すものとして古くから避けられてきました。それに海藻やコケ類がなぜ嫌われるのか、ヒンドゥの慣習でしょうが、それらは必ずしも瞑想を阻害するものではなく、むしろ、我々としては日常的に勧められるべき食品です。

私の家には以前からインドのアーナンダマルガ僧がよく来ますが、その食事が大へんで、魚類や海藻類はむろん、そばやうどんのダシ汁にカツオ節やコンブの味つけをすると、その臭いだけで拒否されてしまいます。菓子でも卵の入ったものは一切ダメで、お茶でも、日本茶も飲まず、コーヒーやココアも口にしません。飲み物としては、牛乳か、水だけしか出すものはなく、時には、レモン水を作ってやりますが、そのきびしい食生活には感心されるものの、そこまで瞑想本位の菜食主義でなければならないとは考えられません。

なるほど彼らは朝早くから瞑想し、食事前は必ず二十分間の瞑想をし、夜もまた瞑想して眠り、殆ど瞑想に明け暮れの生活ですが、その食事は瞑想本位の菜食に徹しています。

昔のヨーガ僧は草の根を掘って食べたり、山の木の実を採ったりして、自然のままのその全体を食べたりするので、それなりの栄養のバランスがあったのでないかと思うが、今の時代にアーナンダマルガ僧式に果してよいかどうか、少し形式に流れてはいまいか。むろん、彼らは彼らの戒律に従ってのことで、自らの意志や判断からではありません。

本来は、自分の体が教えてくれる物を食べるべきで、何が体に良いかは、その時の内かの欲求として体が教えてくれます。ですから鶏卵がほしいと思えばそれを食べればよいはずで、いつも修行している体に邪悪な食の欲求が起こるはずはありません。佐保田先生は「自分の欲しいと思った物を少し食べる」といつも言われていました。これは誠に至言ですが、また、佐保田先生にしてはじめて至当となるので、不健全な身心からの欲求にまかせては身を滅ぼします。

二、インドのヨーガ食

図8は南インドのラーマナ・アーシュラムで出された昼食で、木の葉に盛ったライス食です。木の葉で出すのは南インドらしいが、他の多くの道場はステンレスの丸い盆に盛って、チャパティ（パン）は別に配られます。それを手でつまんで食べるのですが、馴れれば牛乳やカレーの汁も手の掌ですくってきれいに食べられるようになります。

材料は玄麦に近いチャパティという焼いたパンやライス、野菜煮・豆類・牛乳・乳製品・カレーなどで、野菜にはいろいろあり、黄緑色野菜、淡色野菜、いも類、根菜などに限られます。飲み物としてはインド茶に砂糖の入った甘い茶で、あとは水か牛乳だけです。果物は朝食として食べるのが多く、干ぶどうなどの乾燥果実は非常に種類が多く、子供たちはよく間食として食べます。

かつて、世界の三大長寿国の一つとしてあげられたインド北方のフンザ王国の食事もこの食事に似ていて、菜食主義と乳製品が唯一の動物性食品で、チャパティとライスが主食です。ただ違っているのはアンズの実をよく活用して、油にしたり、乾燥品にしたり、発酵させたりすることで、自然食では共通します。

ロシヤ南部コーカサス地帯のアブハジャ村も長寿村として有名でしたが、そこではヨーグルトの乳酸

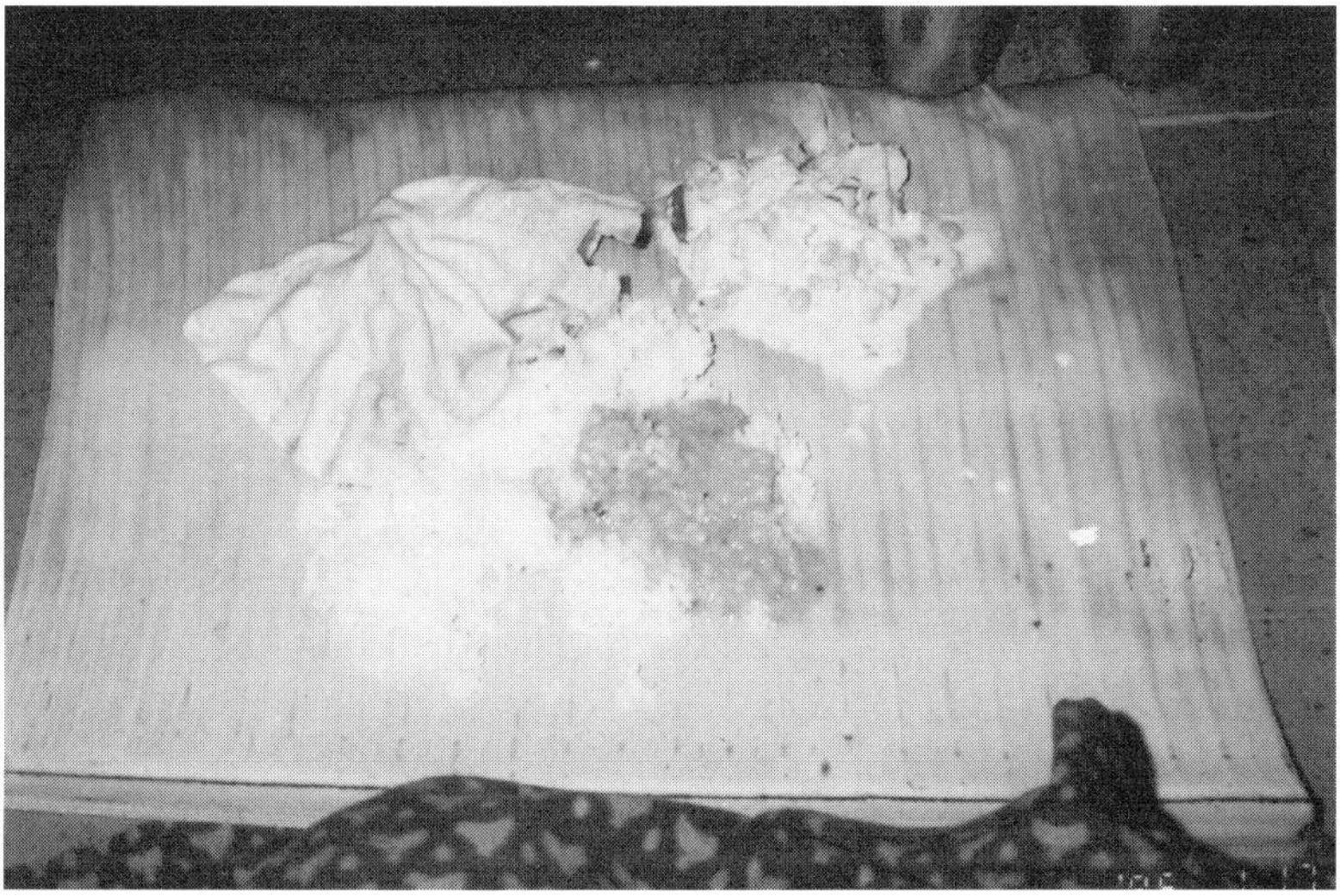

インド・アーシュラムの昼食の一例　木の葉に盛ったライス　図8

（ラーマナ・アーシュラム）

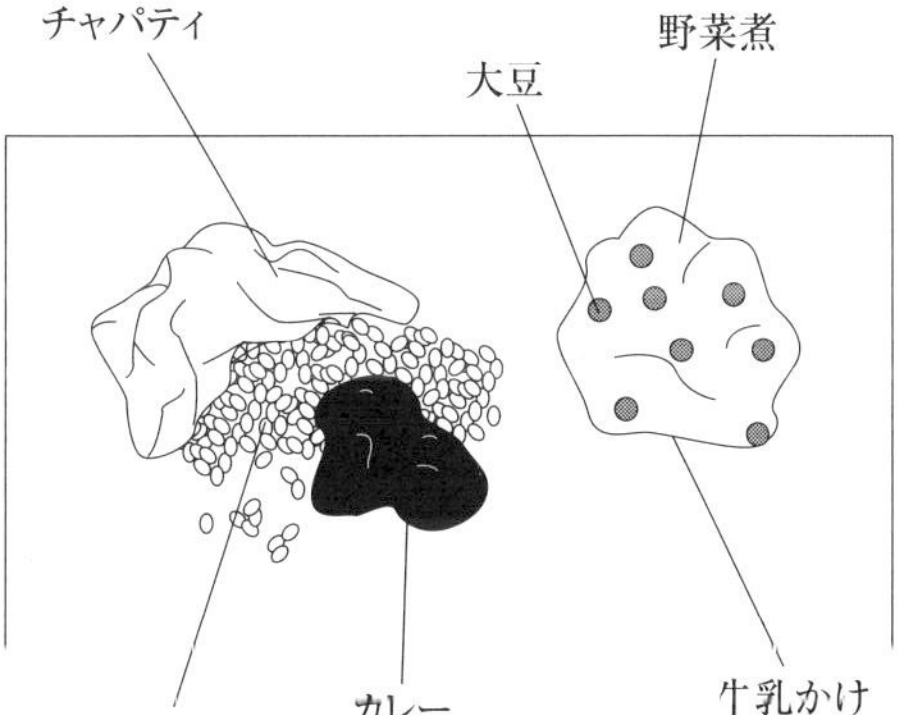

菌が優れていて、発酵食品が注目されてきました。残る長寿村としての南米のビルカバンバ村も雑穀と乳製品や発酵品の自然食で、これらの長寿村にそれぞれ共通する点は玄麦や雑穀と乳製品ならびに発酵食品を中心とする自然食にあります。インドのヨーガ食もその部類に入るものの、アーナンダマルガ食は余りに瞑想本位で、そのまま我が国のヨーガ食な

り、長寿食にはなり得ないと思います。

長寿食からすると、もはや我が国は世界一の長寿国で、今までの世界三大長寿村を見習わなくとも優れた和食があり、むしろ、この和食をより精練して真のヨーガ食に高めるのが我々の使命でないかと思います。それはすしとか、すき焼きとかではなく、玄米、豆腐、ミソ汁、納豆、海藻類、小魚などで、それらを中心に生活ヨーガ食に仕立て上げることにあります。

我々としては、もはやインドのヨーガ食にこだわる必要はありませんし、今までの世界三大長寿村の食事にも捉われることもありません。といって我が国で健康食として宣伝されてきたいろいろの健康食に荷担すればよいわけではなく、健康食は直ちに長寿食にはなりません。一時的に元気が出て、活動的な、見るからに健康そうになるには肉食もよいでしょうが、生活ヨーガ食としては、採用できません。

三、生活ヨーガ食の探究

なぜ、肉食が生活ヨーガ食にならないかというと、その殆どの場合八十八の峠を元気で越せず、がんとか、脳卒中などで倒れるのが多いからであり、その是否の論議は今日もはや決着ずみのはずです。

では、どういうのが生活ヨーガ食になるか。その探究にはまず第一に、今日の長寿を妨げている元凶はがんと動脈硬化にあり、この二つを防止する食事法ならびに、その治療のための栄養療法をどうするかにあります。

そこで、大きく注目されるのは一つは活性酸素論的食事論であり、次ぎはがん治療の栄養療法的食事論で、いまその二点について瞥見してみよう。

1、活性酸素論的食事論

最近、活性酸素についてさまざまに論議されてきたので、その詳しいことは省き、その概略を述べてみよう。

　動物には一刻も酸素なくして生きられないが、ストレスになったり、タバコを喫ったりすると、体内の酸素が活性化して活性酸素（O_2^-）となり、他の電子を奪いとろうと虎視眈眈として激しいのでスーパーオキサイドと名づけられ、ラジカル（過激分子）視されます。そして、このラジカルがやがてがんや動脈硬化を起こし老化させるので、その掃除をするSODという掃除夫（スカベンジャー）の酵素を補給しなければならず、それには人参とかカボチャやホーレン草などのβカロチンを含む黄緑色野菜がよいと言われています。

　ところが、その掃除夫SODが働くと、より激しい過酸化水素が発生して、ヒドロキシ・ラジカル（•OH）と呼ばれる悪質な活性酸素が生まれて、その掃除をしなければならなくなります。その掃除夫としては主にビタミンC・Eが当たりますが、他にまだ発見されないビタミンも存在するのでないかと推定されています。そこで、そのビタミンを含むレモンやミカンなどの甘きつ類、にんにく、甘草、パセリなどが注目され、玄米食が基本となります。

2、がん治療からの食事論

　アメリカのゲルソン（一八八一―一九五九）は早くからがん治療の栄養療法を研究して、生野菜と仔牛のレバーが有効なことを提唱していましたが必ずしも一般に支持されてきませんでした。

　しかし、その後、アメリカではがん治療の栄養療法が大々的に取り組まれるようになって、がん克服のみならず、長寿食としても生菜食の有効性を強調するがん病院経営者のパトリック・クイリンが現われ、今も活躍しています。彼は元来栄養学者であり、その研究の視点は微量栄養素のほかに、抗酸化物質排除と免疫力の強化にあり、具体的には、生きた食品（芽の出る物）、繊維類、低脂肪食品、海藻、ヨ

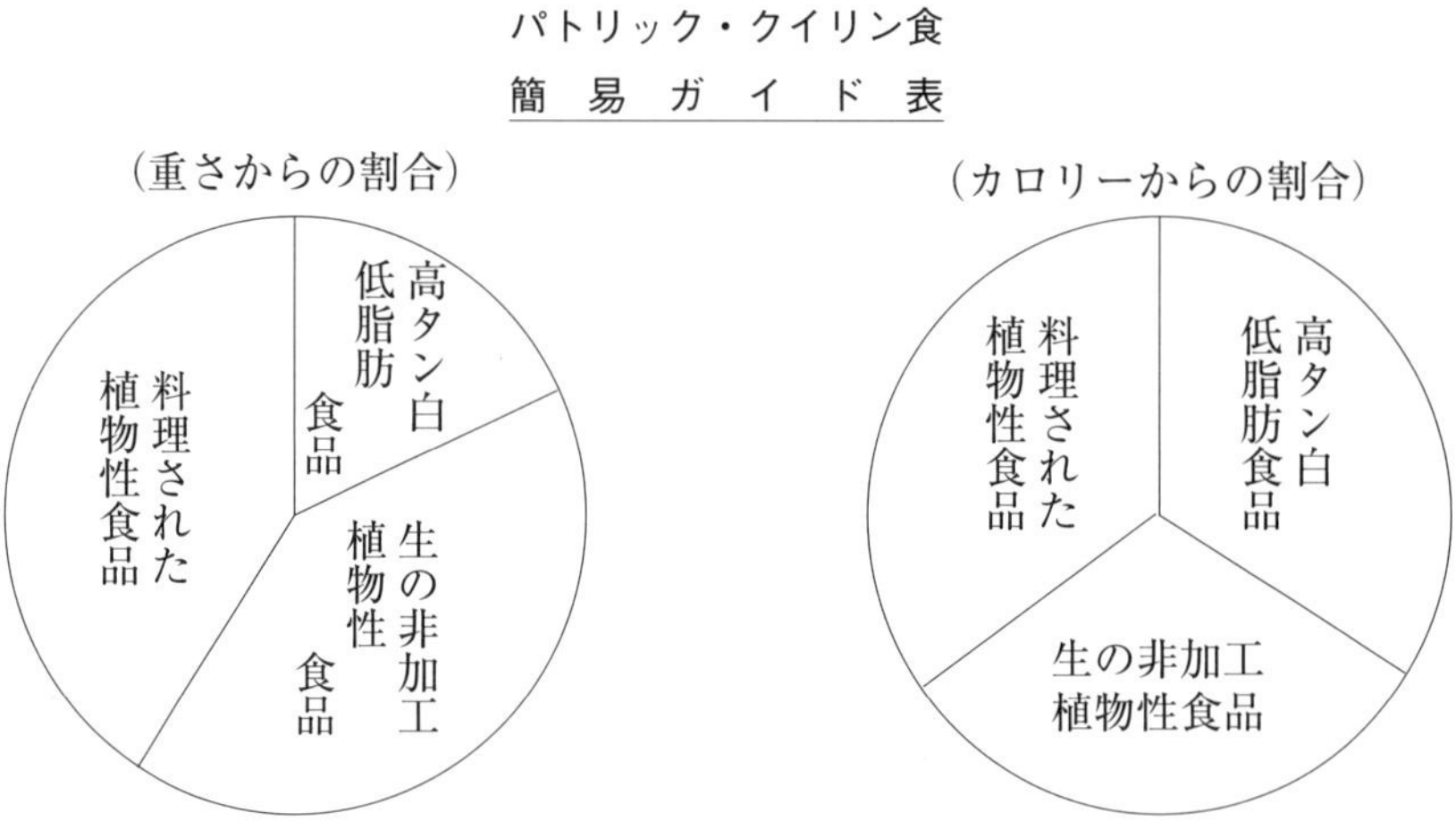

生植物性食品重視　図9

ーグルト（発酵食品）、にんにくなどに注目しました。

その主な食品を挙げると次ぎのようになります。

(1)全粒穀類（玄米、雑穀など）
(2)生の植物性（人参、キャベツ、果物など）
(3)豆類、芽の出るもの（ゴマ、にんにくなど）
(4)繊維類（いも、大根、ゴボーなど）
(5)小魚
(6)海藻類
(7)発酵食品

この献立の原則的な目安として掲げたのが図9の簡易ガイド表です。生の植物性食品、料理された植物性食品と高タン白低脂肪食品をカロリーからの割合としてそれぞれ全体の1／3となっています。これは生食の重要性を強調する面で画期的な発表といえまいか。それはビタミンCのみならず、酵素が含まれているからで、酵素にはいろいろあるので万遍主義にならざるを得ません。

3　生活ヨーガ食の基本モデル

以上の食事論と我々の考えるヨーガ食と比べると、その類似点が多く、共通点として、①芽の出るもの②ビタミン、ミネラル重視③酵素が含まれること④発酵品⑤低脂肪などが挙げられます。そこで、その献立として次ぎの五本の柱が立てられるでしょう。

生活ヨーガ食献立の五本立て

(1)主食……玄米または三分つき米
(2)副食A…料理された野菜煮（発酵品を含む）
(3)副食B…高タン白、低脂肪
(4)副食C…生の植物性
(5)薬膳……にんにく、きのこ類

主食は玄米または三分づき米とし、いずれでもよい。一般家庭では三分づき米の方が面倒がないので馴じみやすい。

副食は料理された野菜の煮物と、生の野菜、例えば、人参と大根のなますなどの二種の野菜食品に、高タン白低脂肪食の三本立てとなり、その中にミソ汁、納豆、ヨーグルトなどの発酵品を含めるものとする。発酵品は大腸のビフィズス菌（発酵菌）を増やして腸を整え、大腸がんを予防し、血液を浄化する。高タン白低脂肪食品としては豆腐のほか、メザシなどの小魚がある。

薬膳というのは薬物の料理されたもので、甘草、アロエ、きのこ類などのほか、にんにくも含める。

生野菜ジュースは二日ごとに一回、コップ一杯のむのがよく、生の植物性食品として最高であろう。その作り方は人参などの根のものと、キャベツ、小松ナなどの葉の部とまぜて、ミキサーにかけるが、人参はビタミンC破壊になるので、レモンや酢などを加え、味つけとしてリンゴなどを入れる。また、

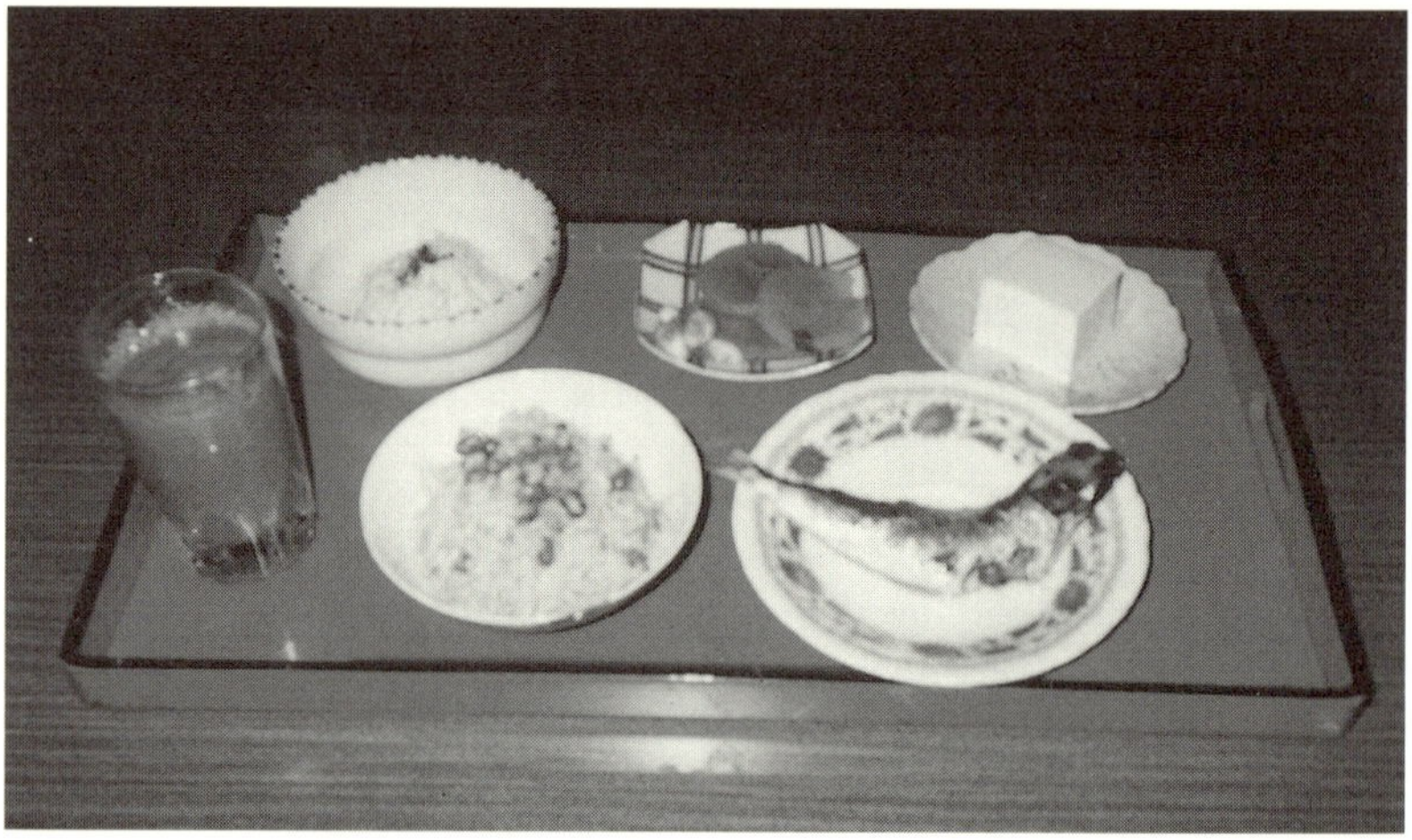

生活ヨーガ食（５本立て見本）　図10

淡色野菜（白菜やセロリ、など）はがん予防ともなり、アロエやタンポポなどの薬草を少し入れてもよいが、味をよくしないと続かないので、みんなが飲めるようにするのが肝要。

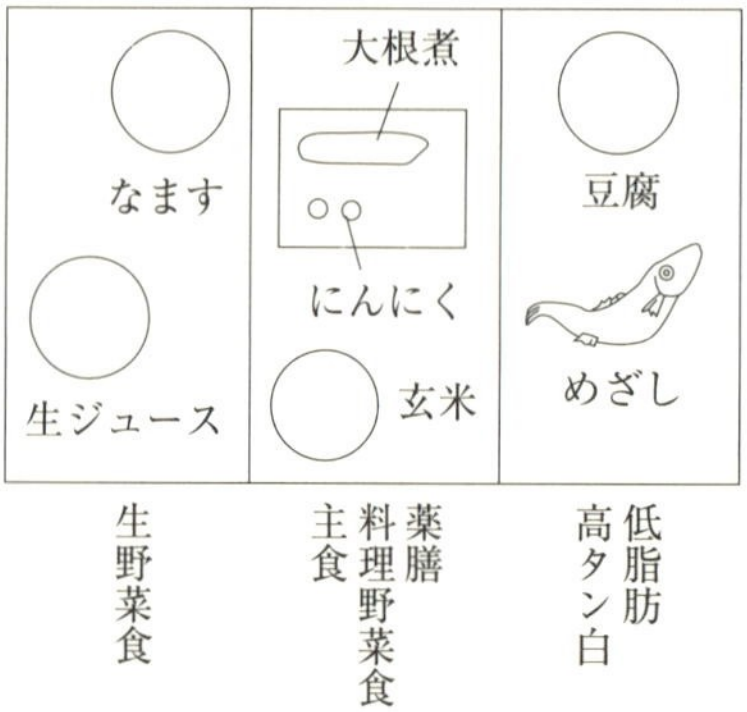

四、生活ヨーガ食献立て例

昼食

主食……玄米に小豆少々

副A……黒豆、レンコン、ひじき、コンニャクの煮物一皿

副B……豆腐半丁、めざし一匹

副C……生野菜ジュース、コップ一杯

薬膳……にんにく2片（ミソづけ物）

夕食

主食……三分づき米、グリーンピース少々

副A……油揚げ、小かぶ、打ち豆、岩のりのミソ汁

副B……小かれい一匹

副C……人参、大根細切り、ゴマかけ、酢づけ一皿

薬膳……あしたばのお浸し一皿

朝食

(1)ヨーグルトにミカン一個、または

(2)コーヒーに牛乳、ビスケット一枚。

副食の料理例

なます（生菜食）

○チリメンジャコ20g、大根おろし20g、酢少々で酢あえ

○小カブ、人参の細切りにコンブの酢づけ、

（分量適当に）

ヨーグルトのサラダ（発酵食品）

人参、もやし、カリフラワー、リンゴ、ミカン、干ぶどうにヨーグルト入れ

生野菜ジュース

西式健康法では根と葉の五種類以上をリンゴなどで味つけてミキサーにかけるが、人

参、キャベツ、ホーレン草の三種でもよい。

第四章　第四部門　体位法・調気法・ムドラー（森忠幸）

一、体位法

1、体位法

ヨーガの根本教典『ヨーガ・スートラ』では、体位法を「坐り方は、安定した、快適なものでなければならない」と説いています。

ここでは坐り方はどんな方法でもかまいません。カラダとココロに安定感と快適さを与える坐り方であれば、それが正しい坐り方なのです。われわれはなぜ坐るのか、といえば、瞑想するためです。瞑想するのに都合のいい精神状態をつくりだす坐り方、それが大切なのです。

坐ったときに安定感と快適さが出てくるにはどうすればいいか。それは全身の緊張を緩めることです。緊張を緩めないとわれわれは、ぜったい瞑想に成功することはできません。緊張が取れさえすれば、カラダもココロも安定し、快適になります。そうなると、長い時間坐っていても、坐っているということのために起こってくるココロの動揺がなくなってきます。ココロの動揺がなくなってくれば、ますます坐りが安定し、快適さが増してくる、ということになります。

もう一つ安定感と快適さを得る条件に「ココロを無辺なものへ合一させる」ということがあります。

無辺なものとは無限な広がりをもった空間のことで、ココロを無限な空間へ合一させてしまうと、自分という観念、我すなわちエゴという観念が消えていきます。

ヨーガの坐法には、蓮華坐・達人坐・吉祥坐・金剛坐・英雄坐などがありますが、これらの坐法は、インドの先達が長い時間を費やして、数ある坐り方を体験した結果、瞑想をするには、例えば達人坐がいいというようになりました。そのうち、坐り方という概念がだんだんと拡張され、一般的には体操のように見えるものを体位法つまりアーサナというようになりました。つまり、坐り方の変型したものがアーサナとよばれるようになったわけです。

2、ヨーガの四原則と注意事項

アーサナは安定した快適なものでなくてはならない、といってきました。それを得るには緊張を緩め、ココロを無辺なものへ合一させることでした。具体的にそれらを得るにはどうすればいいのでしょうか。

佐保田鶴治先生は、安定・快適・無辺なものへの合一を具体的に得る方法として、ヨーガの四原則を提唱されました。この四原則を忘れて、あるいは取り入れないでヨーガをやっても、それはヨーガをまねた体操であり、単なる運動にすぎないといわれています。

四つの原則を挙げておきます。

(1) 動作は、ゆっくりなめらかに行なう。

動作をするとき、他人の力を借りてむりやりやるのではありません。自分のやれる範囲で止めるのです。肝心なことは、自分のカラダの内部を観察し、自分のカラダと対話することなのです。

(2) 動作は、呼吸と合わせて行なう。

自分の呼吸と合わせてゆっくりやり、しかもなめらかに行ないます。一動作一呼吸が基本で、前屈するときや動作を戻すときには息を吐きながら、反り上がるときやねじるときには息を吸いながら行ないます。

(3) 動作は、ココロとも合わせて行なう。

動作中はカラダのあちこちが緊張します。その緊張したところにじっとココロを止めておきます。そして、カラダを戻していくとき、その緊張がどのように弛緩していくか、そのプロセスをたどりながら動作を行ないます。

(4) 充分リラックスをする。

ヨーガは緊張よりも弛緩を大切にします。動作を二つか三つ続けたあとは、シャヴァ・アーサナという完全弛緩の体位で充分リラックスします。ヨーガをやったあと、疲れが残っているようなら、そのやり方は正しいとはいえません。

これがヨーガの四原則です。ヨーガ教室のなかだけでなく、生活のなかに四原則を取り入れ、地域の一隅に光をともしたいものです。

四原則のほかにいくつかの注意事項がありますので述べておきます。

イ、体位法を行なうのに上手、下手ということはまったくありません。体位法の目的の一つである「精神集中の訓練」という側面からいえば、カラダの固い人の方がかえってヨーガ的な効果がより期待できるといえます。

ロ、実習中はキョロキョロとまわりを見回したり、視線をみだりに動かしてはいけません。体位法のやり方がわかってきたら、目を軽く閉じてやったほうがいいでしょう。

ハ、動作中に痛みを感じたら無理をしないですぐゆるめます。痛みの状況が見極められるようになるまで絶対に無理をしてはいけません。

ニ、ヨーガは食後二時間ぐらいたってから行ないます。できれば朝起きてすぐ行なう習慣をつけましょう。

ホ、ヨーガを終えたあと、三十分は入浴をしないようにします。カラダとココロに広がったヨーガのすばらしいヴァイブレーションが切れぎれになってしまいます。

へ、体位法は、はじめの頃はゆるやかに練習し、慣れるにしたがって強化し、深めていくようにします。

二、調気法（クンバカ）

1、実習の前に

インドのヨーガの教典は詩偈の形式で書いてあり、非常に簡潔な文章です。学問的に読んでしまえば内容の厳しさがカラダで理解できませんが、ヨーガ修行者にとっては、序文の前ですくんでしまうほどの条件を記述しています。

まず「坐りがととのうたところで」「体位が確実にできるようになったうえで」「正身端坐して」「蓮華坐の姿勢をとって」など、体位法をしっかりと行じたうえで調気法に入りなさいといっています。

逆説的になりますが、「調気法を行ずるだけの体位法をカラダとココロの両面にわたって、あなたは充分やりこんでいますか」と問いかけているのです。

教典のなかでは『ハタヨーガ・プラディピカー』がもっとも厳しい条件を提示しています。そこでは最初から「ヨーギーにいうんですよ」と断っています。「ヨーギー」とは、禁戒・勧戒が身についていて、我を捨て、ココロの波を止め滅ぼす方向をしっかりと見すえ、休むことなく行を続けている行者のことです。いま日本にはヨーギーはいません。どこかでひそかに修行している者がいるかもしれませんが、少なくともわれわれの目の前に現れてはきません。

次に「体位が確実にできるようになったうえで」

とあります。体位の確実さとはどういう意味なのかはっきりわかりません。アーサナがきれいにできるということだけなら、日本にも該当する者が何人かいるかもしれませんが、どうやらそんな単純なことではなさそうです。

続いて「感覚を克服し」という条件が出てきます。感覚とは「見る・聞く・嗅ぐ・味わう・触れる」ことにより、カラダとココロがいろいろに反応することですが、これを克服してから調気法をやりなさいといっています。

2、調気法とは

調気法は、呼吸の練習をすることではありません。調気法のことをプラーナーヤーマといいますが、ここでプラーナというのは、われわれがいうところの呼吸のことではなく、もっと制限していいますと呼吸をすることによって出入りする空気のことではありません。

プラーナとは、宇宙全体にわたって存在している生命の元素あるいはエネルギーのことです。プラーナはわれわれのカラダの外と内に存在しています。だから息を吸ったり吐いたりする力もプラーナです。プラーナの力でもって外部からプラーナを補っている、ということになります。調気法は、このプラーナをコントロールしていって、だんだんココロを平静にしていき、透明にしていきます。

ココロというのは湖みたいなものですから、波打っているあいだは濁りがとれません。濁りが取れないから透きとおらない、透きとおらないから底に何があるか分からない、ということになります。

プラーナをコントロールする方法としてヨーガでは呼吸を使います。呼吸はプラーナではありませんが、呼吸するという働きを使ってカラダのなかの生命エネルギーを抑制します。それを続けることによって、われわれのココロを絶えず撹乱し、濁りを強めている煩悩というものの働きを弱めていこうとしているのです。ココロの波が鎮まると煩悩が弱まっていき、煩悩が弱まると瞑想がやりやすくなる、というのが調気法つまりプラーナーヤーマです。

調気法はいわゆる「調息」ではなく「生命エネルギーをコントロールする」ことだということになります。それには息を調えるより他に仕方がありませんから「調息」といってもいいいと、そんな理屈が成り立つのです。

3、調気法の練習

調気法はココロの波をしずめ、透明にし、瞑想しやすくするといっても、一朝一夕でできるものではもちろんありません。一生かけてもほとんどの人はできないでしょう。かといって、練習しなかったら絶対にできません。

調気法の練習の仕方を『ヨーガ・スートラ』と『ハタヨーガ・プラディピカー』からみていきましょう。

『ヨーガ・スートラ』では、息を三つの部分に分けています。まず、息を出します。息を出すことをレーチャカといいます。息を出したあと、今度は息を入れます。息を入れることをプーラカといいます。そして入れた息あるいは出した息を止めておきます。止めておくことをクンバカといいます。息を出す、息を入れる、そして息を止めておく、この三つからヨーガの調気法はできているのです。

そこでは「調気は外部的と、内部的と、静止的な働きとから成り……」と表現してあります。並べ替えますと、外部的な調気・内部的な調気・静止的な調気となります。「外部的な調気」というのは、息を出しきって止めておくことでレーチャカ・クンバカといいます。「内部的な調気」というのは息を入れ、出さないでそのまま止めておくことでプーラカ・クンバカといいます。「静止的な調気」というのは、出してから止めるのでもなく、入れてから止めるのでもない、はじめから止まっている状態で、ケーヴァラ・クンバカといいます。ケーヴァラとは、唯一あるいは唯一絶対の、というくらいの意味です。

このケーヴァラ・クンバカのことを「第四の調気」ともいいます。それはどんなときに現れるクンバカかといいますと、インドの行者がほんとうに深い瞑想に入ったら、心臓のはたらきが微かになっていき、息も微かになり、しまいに止まってしまいます。飯を食べるという気持ちもなくなり、放っておいたら死んでしまいます。だから耳元で「オーム」と言ったり、カラダを軽くさすったりして起こしてやらなければいけません。そういうときの、息がまったく絶えてしまった状態のときのクンバカが第四の調気であり、ケーヴァラ・クンバカといわれるものです。

このようなケーヴァラ・クンバカの状態が現れてくる、というところまでくるとココロの波はすっかり鎮まり、われわれのココロを煩わし悩ましている煩悩といわれるものは消えてしまっています。

『ハタヨーガ・プラディピカー』には、煩悩が渦巻いていてはココロの輝きが隠れてしまって瞑想はできないから、ケーヴァラ・クンバカの状態が現れるまで、出して止めるレーチャカ・クンバカ、入れて止めるプーラカ・クンバカを修習しなければいけないと説明しています。

この二つのクンバカの練習は次のようにやっていけば徐々にカラダもココロも慣れてくるでしょう。

両方の鼻孔から息をだしておき、右手の親指で右鼻孔を閉じ、ゆっくりと左鼻孔から息を入れ、お腹から胸まで満たしていきます。充分吸いこんだらノドを詰め、右手の薬指と小指で左の鼻孔を閉じ、息を止めます。苦しくなりかけたらノドをゆるめ、右手の親指を鼻孔から離し、ゆっくりと右鼻孔から息を出していきます。充分息が出きってからゆっくりと右鼻孔から息を入れていき、お腹、胸を満たしていきます。充分入れたらノドを詰め、右手の親指を右鼻孔に当て息を止めます。苦しくなりかけたら、ノドをゆるめ、薬指と小指を鼻孔から離し、左の鼻孔からゆっくり息を出していきます。

これを一ラウンドとして五ラウンドから十ラウンド行ないます。

慣れるにしたがって、入れる時間と止める時間と出す時間の比率を一対四対二の割合にもっていきます。

さらに練習をして、充分やりこんだら次の段階に移ります。つまり、入れたあと息を止めノドだけではなく肛門を固く締め、さらに引き上げます。出したあとも息を止め、ノドを詰め、こんどはお腹をひっこめ、さらに引き上げます。

こうして徐々にレーチャカ・クンバカとプーラカ・クンバカを強く深くしていきます。この練習方法は、『ハタヨーガ・プラディピカー』では「調気の仕方」となっています。この教典では、「調気の仕方」の部分は総論であり、各クンバカすべてにかかる網です。ここでは呼吸法というものはまったくありません。八種類のクンバカつまり息を止める方法をあげているだけです。

三、ムドラー

ムドラーは印という意味です。秘密の行法だという人もいますが、インドの教典にはそれほど秘密のことが書いてあるわけではありません。

ムドラーを理解するために次の言葉を簡単に説明しておきます。

1、スシュムナー・チャクラ・結節

まず「スシュムナー」です。ヨーガの教典によりますと、われわれのカラダのなかには、プラーナつまり人間の生命エネルギーである気が流れる管が七万二千本あると書いてあります。これは解剖学的な管ではありませんので目で見ることはできません。そのなかで特に大切な管が三本あり、真ん中の管をスシュムナー、右にある管をピンガラ、左にある管をイダーといっています。

そのスシュムナーという管には留まり場が六カ所あります。この留まり場のことをチャクラといい、尾てい骨の近く、生殖器の近く、ヘソのうら、心臓のうら、眉間のあたりにあるといわれています。これも見えるものではありませんが、どのチャクラもゴミやヘドロでどろどろに詰まっているといわれています。

結節というのは、結び目のことで、毛糸がからまって結ぼれができているような状態のことをいいます。この結ぼれがわれわれのカラダに三ケ所あると考えられています。カラダを三つに分けて、下にある結び目をブラフマ、真ん中あたりにある結び目をヴィシュヌ、上にある結び目をシヴァといいます。これらはいずれもインドの神さまの名前です。

この結節は、六つのチャクラと結びついています。チャクラは前述したようにヘドロなどで詰まっていますから、本来スムーズに流れるはずのプラーナが、流れずにとどこおっています。プラーナがとどこおると三つの結節はますます固くなり、解けにくくなるという悪循環が繰り返されることになるわけです。

昔のインドの先達は、この結び目を突き破り、ヘドロを取り除いてプラーナがスシュムナーのなかを自由に行き来できるようにしなければならない、ということを悟りました。プラーナがスシュムナーのなかを自由に行き来できるようになると、だんだん健康になっていきます。それはカラダだけではなく目に見えないところが清らかになっていき、生命エネルギーであるプラーナが活気のある心身をわれわれに与えてくれるからです。

2、クンダリニーについて

プラーナを自由に流れさせる方法として、インドでは、クンダリニーというものを使ってそれをやる、という考え方をします。クンダリニーとは、蛇の形をしたエネルギー、あるいは火炎のようなエネルギーで、普通われわれの尾てい骨あたりで眠っているといわれております。

本来人間には、宇宙を創造し、今も創造しつづけている自然の力と同じエネルギーが蓄えられているのですが、クンダリニーとよばれるエネルギーが眠っているため、その力が発揮できないというわけです。そこで、なんらかの方法で眠っているクンダリニーを呼び覚ます必要があるのです。

実際の蛇ですと、棒の先でつつくか殴るかしますと、びっくりして目覚め、しゃんと起き上がります。クンダリニーという蛇はわれわれのなかに眠っているエネルギーですから棒でつつくというわけにはいきません。そこでヨーガでは、棒のかわりにムドラーという行法を使います。

尾てい骨のあたりに眠っていたクンダリニーという大きなエネルギーが目覚めることにより、チャクラをひとつづつ突き破り、どんどん上がっていきます。そのとき、三ケ所の結ぼれを解き放し、チャクラのなかのヘドロを取り除き、スシュムナーのなかを清掃していってくれます。その結果われわれは、カラダとココロが健康になり、宇宙を創造したと同じ力が発揮できることになる、というのがムドラー行法なのです。

四、ヨーガ研修の実際

次の記述は筆者の主宰しているヨーガ月例会プログラムの一例です。勤行、体位法、調気法、ムドラーの実習から瞑想まで、一連のヨーガ行法を修習しています。参考までに掲げておきました。

1．観世音菩薩に三拝したあと、勤行します。

2．行法実習

（一）体位法の実習

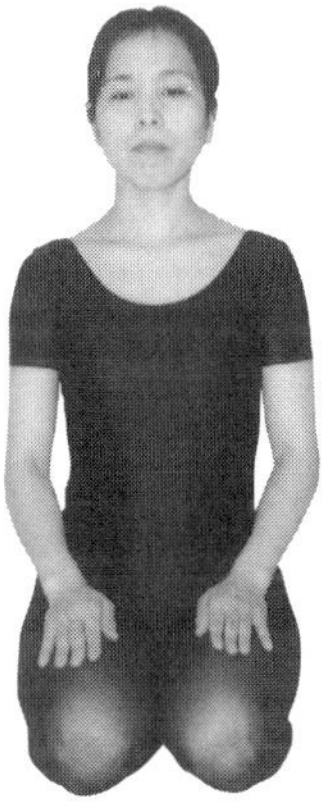

写真１

—簡易体操—

・金剛坐（写真１）

日本の正坐をします。足の指を重ねないで親指が触れる程度にし、カカトを開いてその上にシリをおろし、背筋をまっすぐ伸ばします。

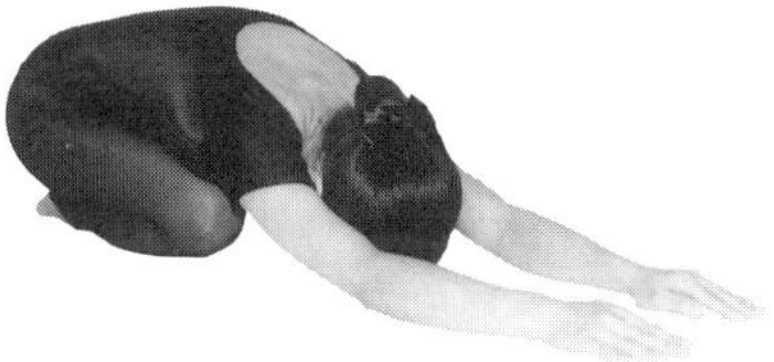

写真２

・上体を前に倒す体位（写真２）

金剛坐から、息を出しながら両手を前方に伸ばしていきます。

・上体をねじり体側を伸ばす体位（写真３）

金剛坐から、両手の手首をくっつけ右ヒザの横に置き、息を出しながらウデを前と後に伸ばしていきます。左右替えて行ないます。

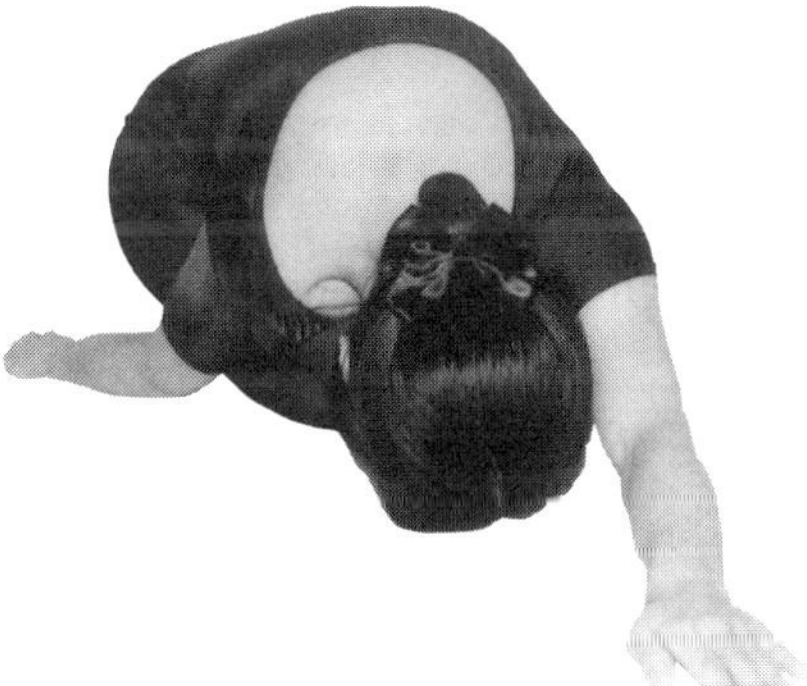

写真３

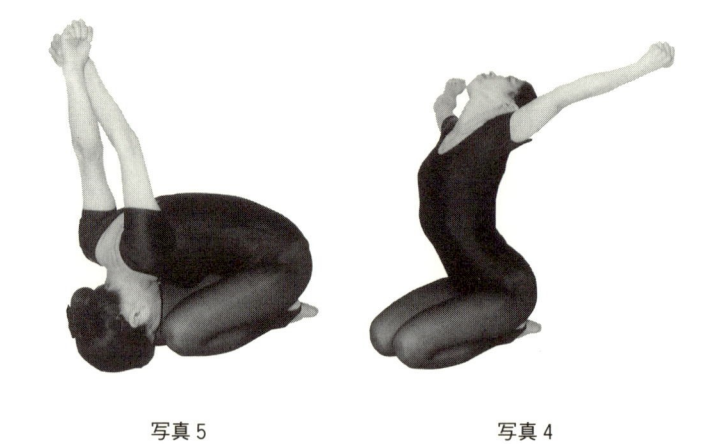

写真4

写真5

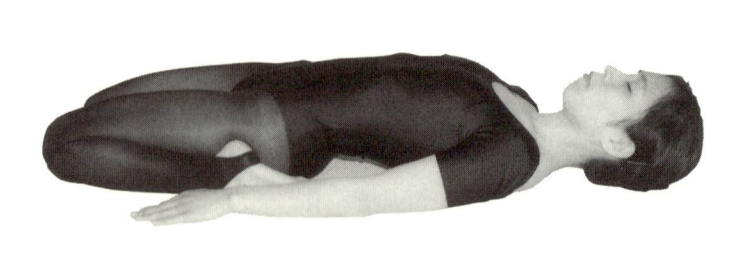

写真6

・胸とワキを伸ばす体位（写真4・5）

金剛坐から、合掌し、そのままウデを頭上にまっすぐ伸ばします。握りこぶしを作りながらウデを開き、アゴを上げ、胸を開きます。今度は上体を起こし、息を出しながらヒタイをヒザに向けて下していき、手は後ろにまっすぐ伸ばします。

・上体を後ろに伸ばす（写真6）

金剛坐から、そのまま

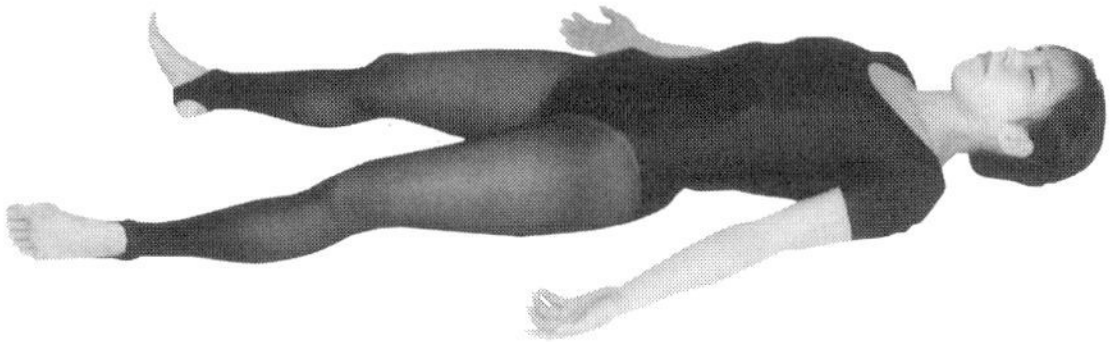

写真7

後ろに倒していきます。

―シャヴァ・アーサナ―（写真7）

仰臥して全身を弛緩させる、完全弛緩の体位です。

―基本体操―

足と手の両方があります。

［前屈系のアーサナ］

―頭をヒザにつける体位―（写真8）

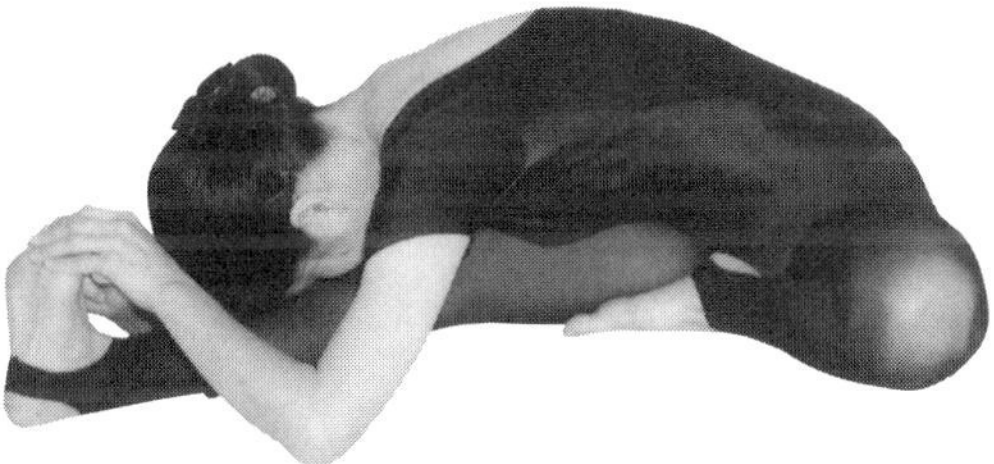

写真8

右足を伸ばし、右手の指で右足の親指をつかみ、左手をその上に添えて、息を出しながら頭をヒザに近づけていきます。左右替えて二回づつ繰り返します。

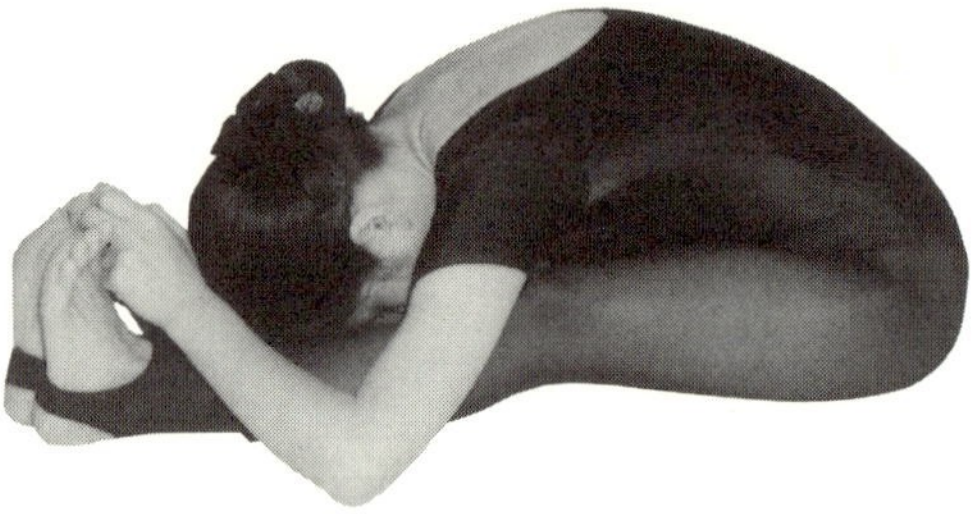

写真９

―背中を伸ばす体位―（写真９）

両足を伸ばし、両手で足の親指をつかみ、息を出しながら上体を倒していきます。

［ねじり系の体位］

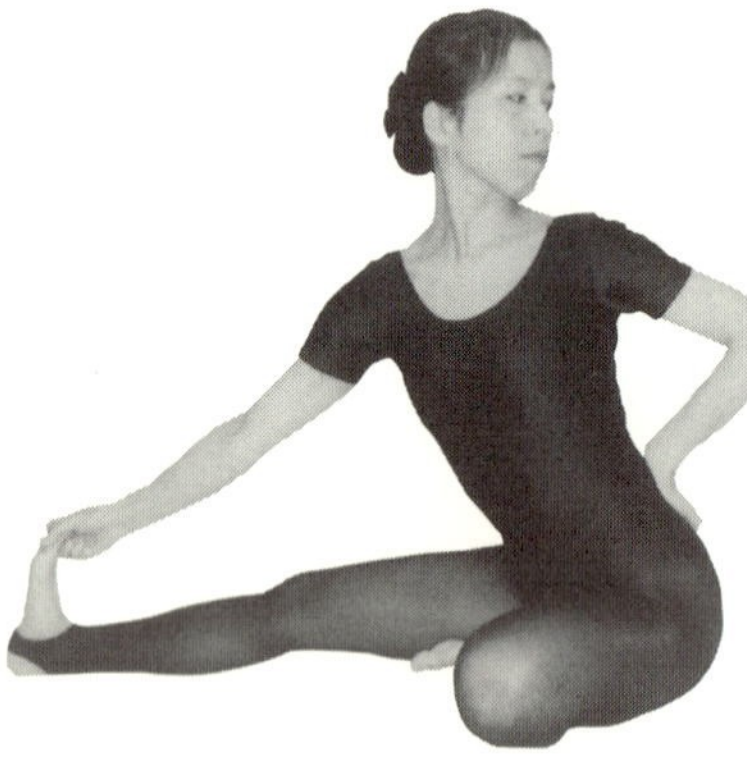

写真10

―背骨をねじる体位―（写真10）

右足を伸ばし、右手で右足の親指をつかみ、左手を腰に当て、息を入れながら上体を左にねじっていきます。左右替えて行ないます。

―ワニの体位―（写真11）

仰臥し、手を左右にまっすぐ開きます。息を入れながら右足を上げ、出しながら右足を左に倒し、

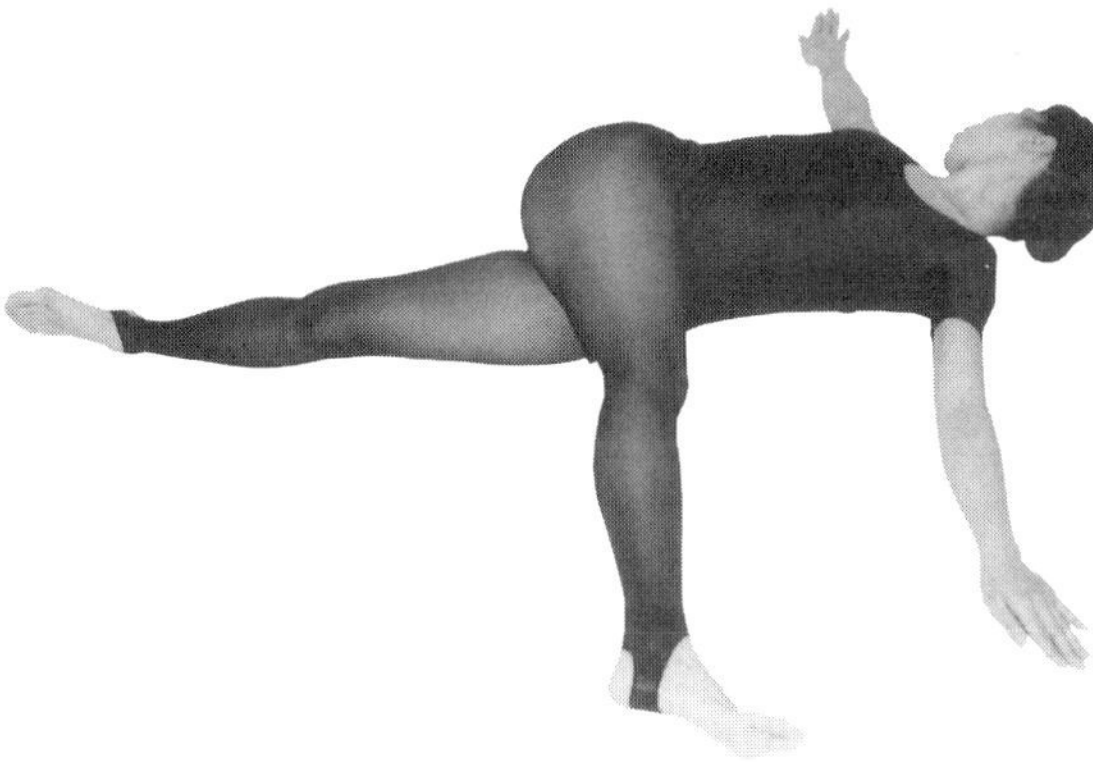

写真11

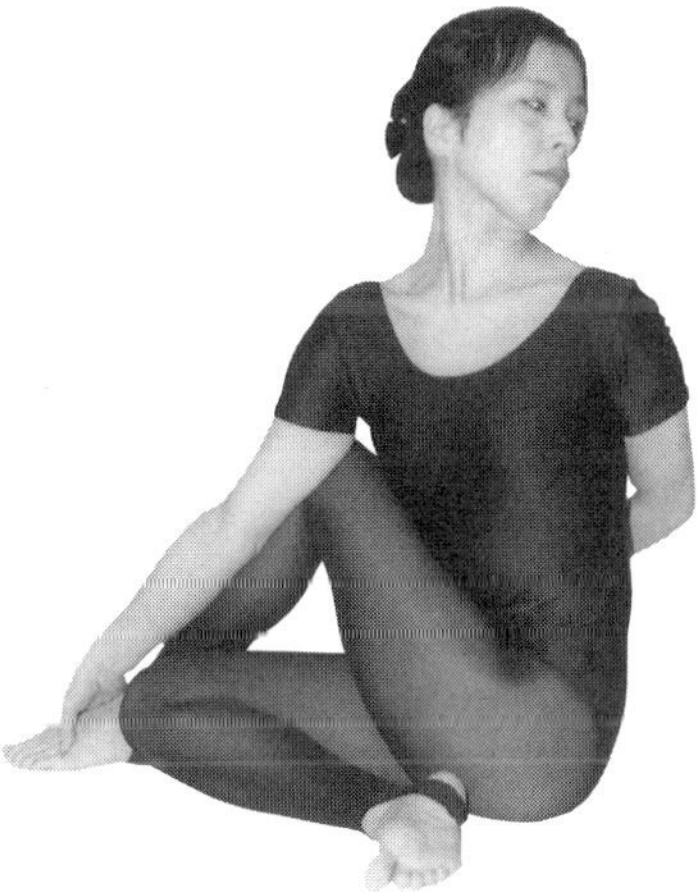

写真12

顔を右に向けていきます。左右替えて行ないます。

―アルダ・マッチェンドフの体位―（写真12）

左足のヒザを折り、右足のヒザを立て足を左ヒザの外に置きます。左ウデを右ヒザの外にひっかけ、右足の土踏まずをつかみます。息を出しながら上体を左にねじっていきます。左右替えて行ないます。

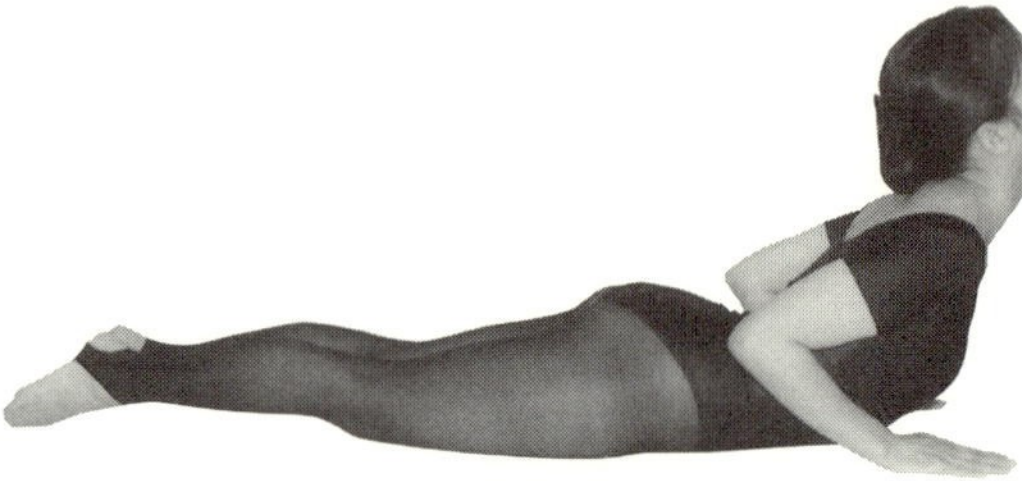

写真13

［反り系の体位］
—コブラの体位—（写真13）

うつ伏せから両テノヒラを胸の横に置き、息を入れながら上体を反らせていきます。

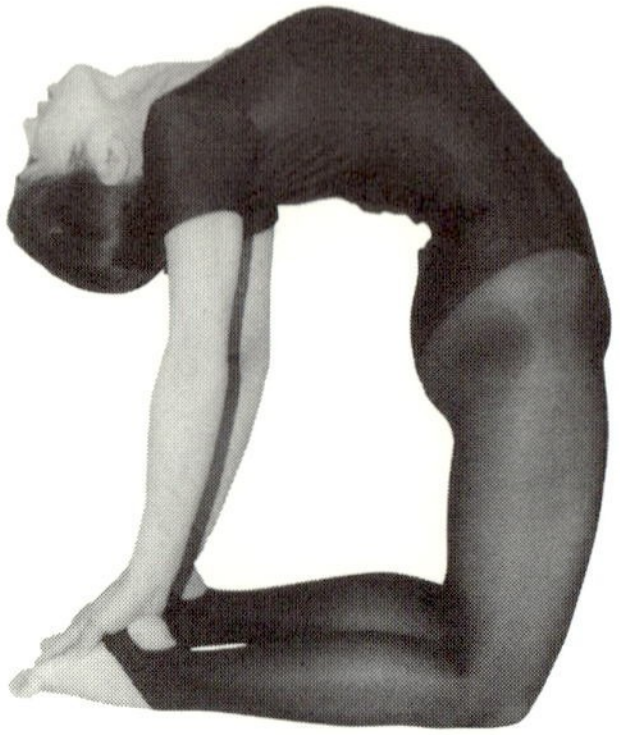

写真14

—ラクダの体位—（写真14）

立てヒザになり、手を腰に当てます。息を入れながら上体を反らせていき、右手と左手を下げ、それぞれのカカトをつかみます。

—弓の体位— （写真15）

うつ伏せになり、両足のヒザを折り、足首をそれぞれ左右の手でつかみます。息を入れながら、反り返っていきます。

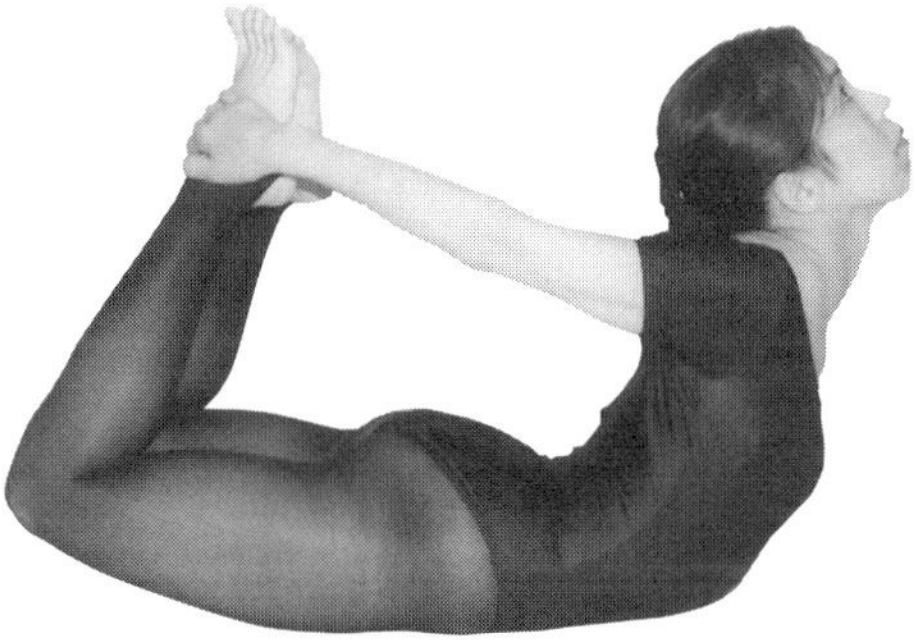

写真15

［バランス系の体位］

—樹の体位— （写真16）

まっすぐ立ち、左足のうらを右フトモモの内側につけます。手は合掌し、そのまままっすぐ上げていきます。

—三角の体位— （写真17）

両足を開いて立ち、両手を左右に上げます。息を出しながらカラダを右に倒していき、左手を耳にふれるまで下ろしていきます。左右交替して行ないます。

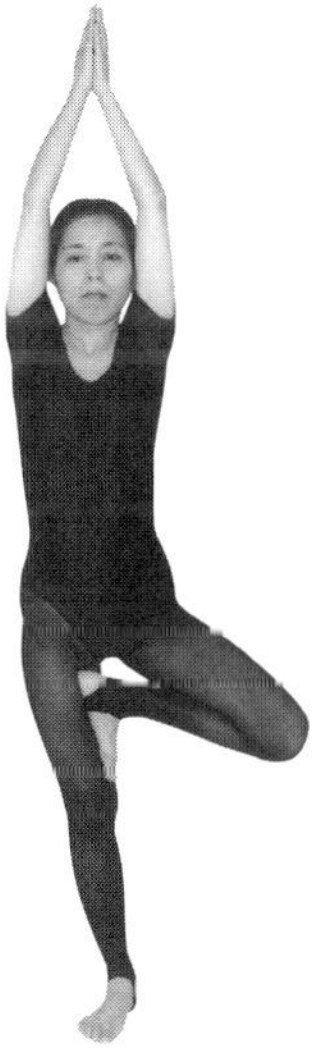

写真16

―頭立の体位―（写真18）
指を組んだ手を前に置き、テノヒラに後頭部を当て、床に頭をつけます。そのまま足を伸ばしていき、逆立ちします。

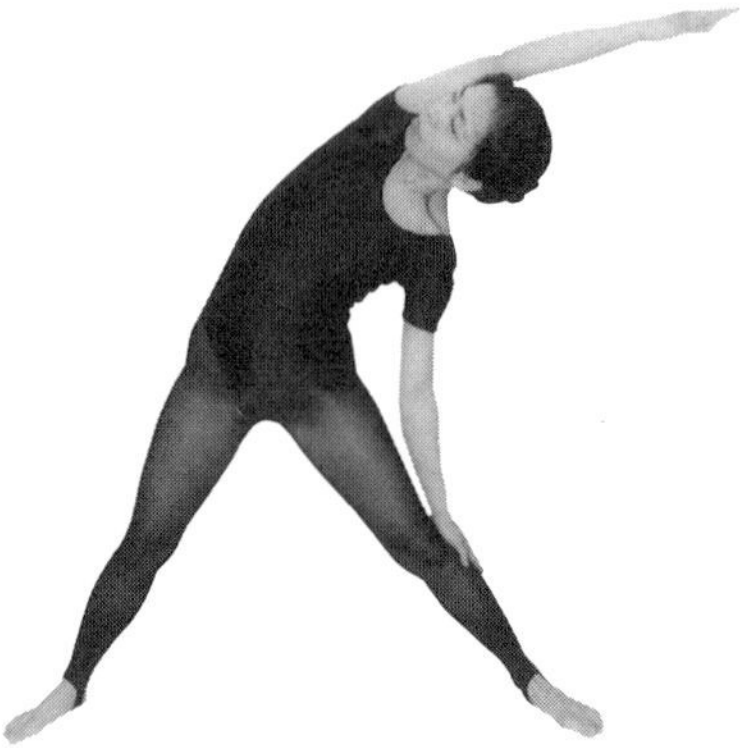
写真17

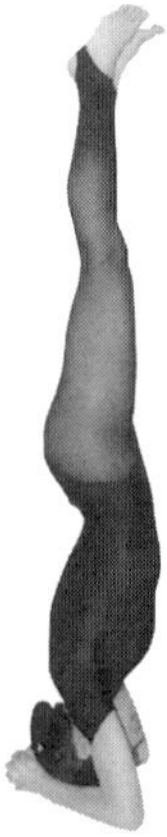
写真18

［開脚系の体位］
―猿王の体位―（写真19）
金剛坐から、左足を前に、右足を後ろに、それぞれ伸ばしていきます。まっすぐに伸びたら背中を立て、手は合掌します。左右交替して行ないます。
―開脚の体位―（写真20）
両足を左右に開いていきます。
このほかにいろいろな体位法があります。組み替えて取り入れていくようにしましょう。

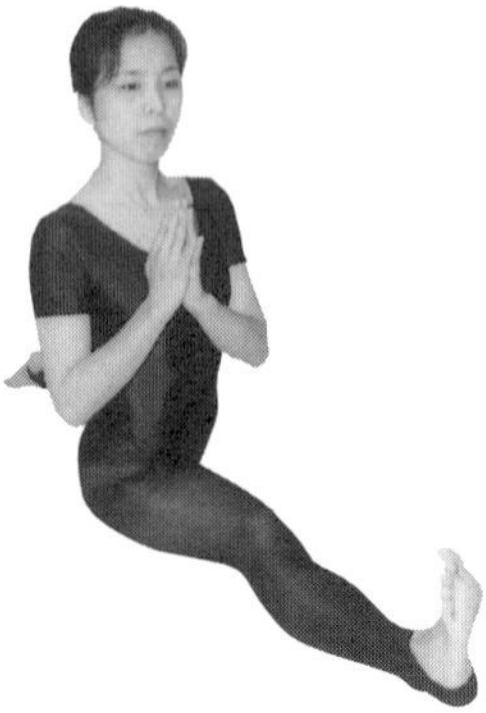
写真19

(二) ムドラーの実習
―ビパリータ・カラニー―(写真21)

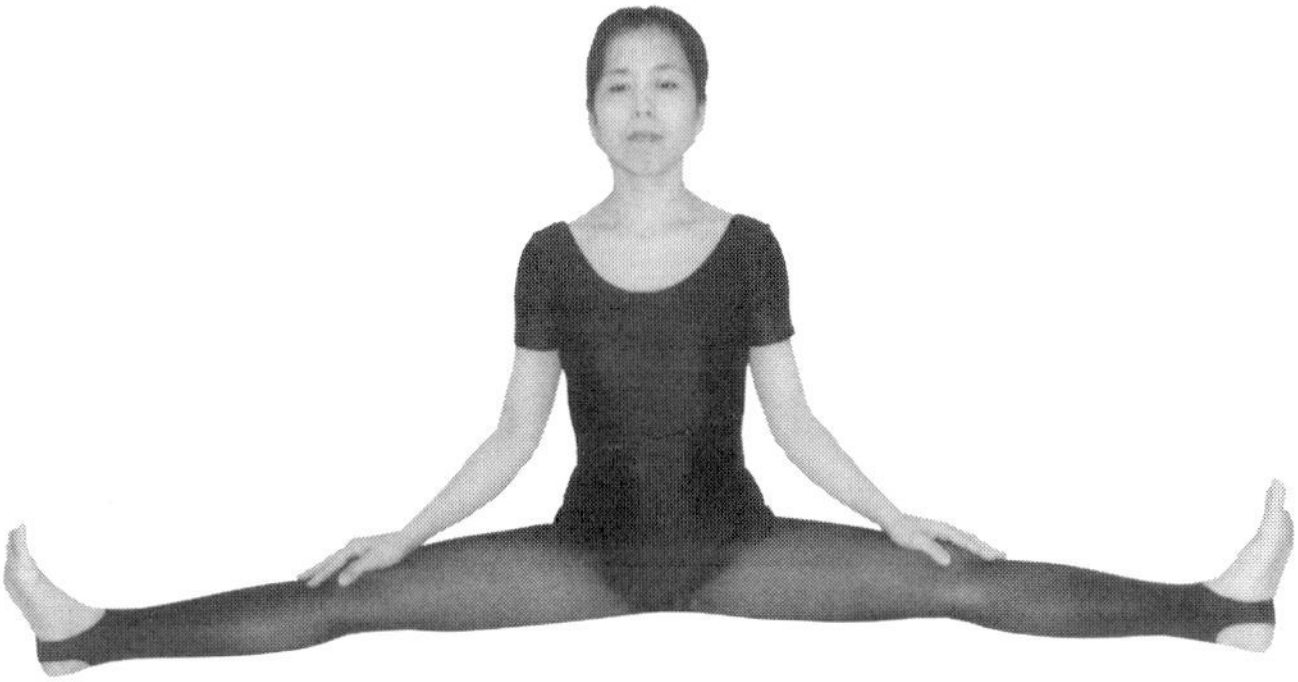
写真20

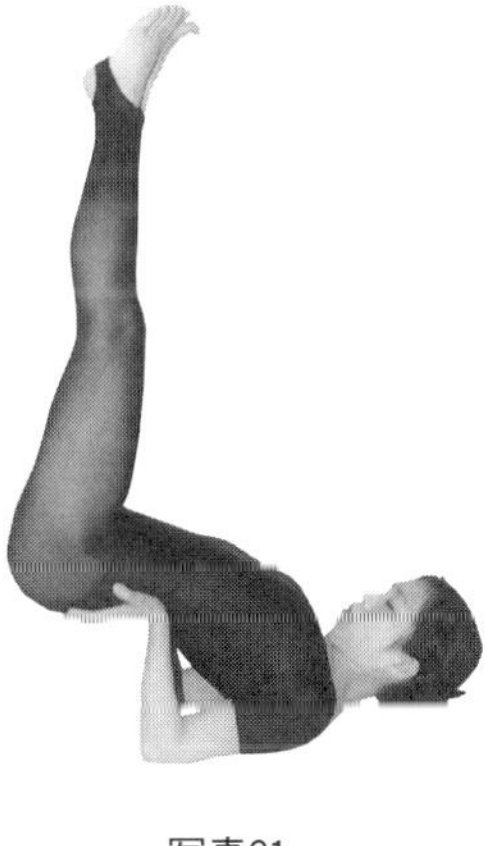
写真21

仰臥から両足を上げ、頭の方に倒していきます。両テノヒラを腰にあて「く」の字のような格好になります。ノドとお腹と肛門が締まった上体になります。

―ライオンの体位―(写真22)

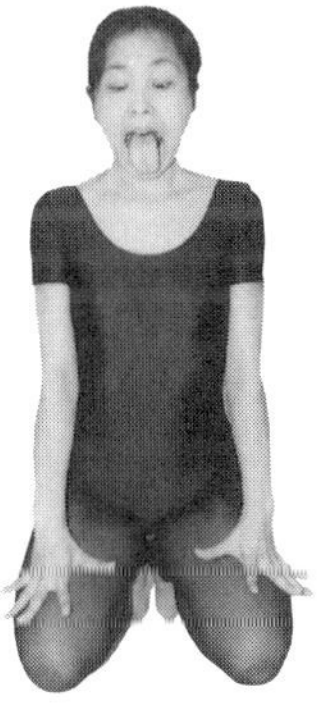
写真22

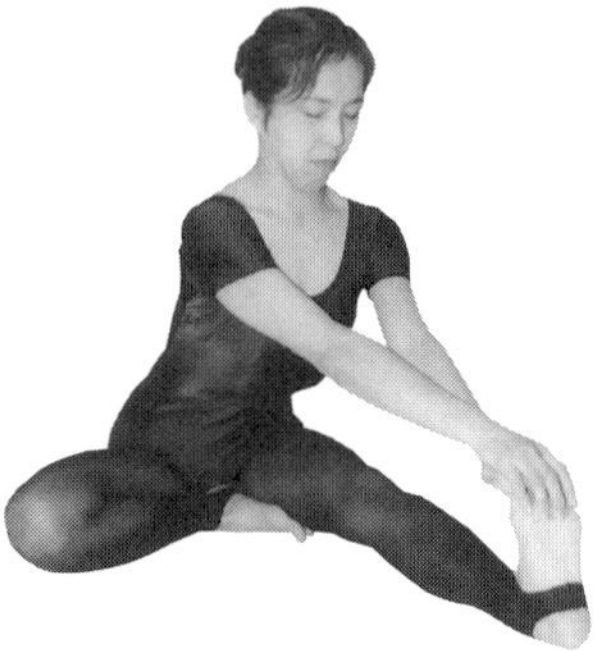
写真23

カカトを尻に乗せ、ヒザを軽く開いておきます。両テノヒラをヒザに置き、息を充分に出しながら、目をカッと開き、口を開け、舌を思い切り出します。ノドを締め、肛門を締め、お腹も引き締めます。

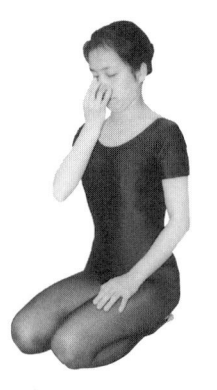

写真24

―マハー・ムドラー―（写真23）

右足を伸ばし、右手の中指を足の裏の湧泉にひっかけ、左手をその上から添えます。息を充分入れ、止めて、アゴを引き締め、肛門を引き締めます。左右替えて二回行ないます。

（三）調気法の実習（写真24）

―ウジャーイー―

ノドを半分締め、息を出しておいてから息を入れ、クンバカし、ゆっくり息を出します。お腹は軽く締まったままです。十呼吸から三十呼吸行ないます。

—バストリカー—

ノドを半分締め、力をこめて息を鼻孔から出します。そして素早く息を入れ、再び同じ仕方で息を出し、入れる仕方を繰り返します。二十回ほど繰り返したら息を入れ、ノド、肛門を締めてクンバカします。これを五サイクル行ないます。

3．瞑想

このヨーガ会ではしめくくりに三十分間の瞑想をします。瞑想のやり方はいっさい説明しません。四原則で実習したあとは、説明が不要だからです。各人のなかにある波は少しづつ鎮まっていって、やがて静寂が会場いっぱいに広がります。

第五章　第五部門　瞑想を楽しむ

一、瞑想の語意と止・観・定

我が国で瞑想という語がいつから用いられたかよく分からず、道元の「普勧坐禅儀」にも、正法眼蔵」にも瞑想の文字は一字も用いられていません。また、天台宗の「天台小止観」にも出てきません。とすると、この語は明治前後の外来語の訳語であろうと考えられ、おそらくmeditationの邦訳でしょう。英和辞典（小学館）によると、その語はラテン語のmeditatusが語原で、熟慮・画策などのほか、反響の意も含まれています。小池に石を投げ入れると、波紋が広がり、それが元に戻って、また広がって、ついに鎮まるように、反照（照り返し）を意味しています。これはキリスト教的瞑想に多く、我が国の禅やインドの瞑想とは趣きが違いますが、その深化の過程は大きな差異はなく、ヨーガスートラにある凝念・静慮・三昧の三段階を経て深まります。我が国の密教ではこの三段階を止《し》・観《かん》・定《じょう》と呼び、解脱への過程としています。

止とは何かに集中して思いをとどめることで、最初、瞑想に馴れないときには自分の鼻先に集中するとか、呼吸に集中します。眼を閉じるのがヨーガで、半眼が禅ですが、やがて、集中を忘れて雑念にふけり、ハッとして気がついて、また集中に戻り、そのくり返しが初期の段階で、ヨーガでは凝念の段階といわれています。この雑念に苦しむのは決して悪いことではなく、それからどう脱出できるかに恵念すればよいものを、ともすると雑念に耽けることに楽しみを感じるようになりがちで、そうなっては本当の瞑想を楽しむことができなくなるばかりか、妄執の亡者となって何ごともこの世の真実が分からずじまいに終り、ヨーガ人として失格と言わねばならなくなります。

　ではどうするか。雑念に苦しんだあげくには一歩退いて、その雑念を眺めることで、これを観といいます。雑念を払うのではなく、眺めるのであって、その雑念がどうして起こり、どうなってどう消えるか、足が痛くて集中できない時は、その痛みはどこから起こり、どうなって痛いと感じるのか、一歩退いて眺めているわけで、そうするといつの間にか痛みが消えていき、もう集中も忘れ、痛みや苦しみも消えていきます。それが定と呼ばれる段階で、観から定へ移るには比較的速く、いつの間にかそうなっています。ヨーガでは静慮から三昧に移る段階であるが、まだ深い三昧ではなく、禅定ともいえません。

　定といい、禅定といい、あるいは三昧という段階は瞑想トランス状態といって無意識の恍惚状態です。その時に、何か公案《こうあん》なり、自分の疑念があったりすればハッと気づくので、悟ると言われているが、ヨーガでは無意識の深さの段階づけをし、法悦の深さとその質を求めます。ところが、道元は悟りと修行とは一等で、いずれが先かは言えず、修証一等で、初めから悟りを求めず、むしろ悟ったものとして、身心脱落に入り、「今ここに」のいのちの根源に立つのがその三昧となります。

　我々が囲碁に打ち込んでいて我を忘れるとか、書に取組んで夢中になっている時とか、その夢中の状態が定の段階で、そこまでいく過程はやはり止・観・定の段階を踏んでいます。ただはっきり段階づけがないだけですが、定における状態は同じで、いずれもトランス状態です。そこに真の至福があり、悟りがあり、いのちの本質的輝きがあります。

　その体験をするのが瞑想ですが、苦行として行なうのでなく、生活の中で楽しんで体験しようというのが生活ヨーガの瞑想です。それには初心者の段階とキャリヤの段階に分けて、その方法を会得するのですが、何のための瞑想かは至福体験というよりは人間生活そのものの意義、その諦観からの大往生のためと言ってはどうだろうか。

　なお、キリスト教の瞑想法は神の啓示とか対話とか、あるいは神の発見とかであって、その目的も方法も異なり、瞑想法というよりは観想法といって区別するのがよい。ただ、その場合でも何らかの止・観・定がある。むろん、はっきりした凝念・静慮・三昧のヨーガが瞑想段階の止・観・定ではありません。

二、各種の瞑想法と生活ヨーガ瞑想法

　各種の瞑想法といっても、その目的が違えば、その方法も違うので、ここではヨーガのための瞑想であり、また、生活ヨーガであるので、古来のインド瞑想法のあれこれを挙げる必要はなく、非常に限定した範囲になるのはいうまでもありません。そして、生活ヨーガ瞑想は大往生できること、生活ヨーガの解脱のためですから、ハタ・ヨーガのクンダリニー瞑想法は必要ありません。八十八の峠を越すためには脊柱管の通りをよくしたり、チャクラの開発も健康増進となり、生活ヨーガにとって必要がないとは言えないが、そういうタントリズムの秘教的な瞑想なんて近ずかない方がよい。

　大往生といっても、禅の高僧のような死に方とか、ヨーガのサマーディ死とかでなければならないとは限らず、八十八を越えているので、その多くは死の

不安が殆どなく、そのままでも立派な往生ですが、ただ、もう自分の役割が終ったと知って自ら消える積極死であること、自らの死の予告をして死を迎えることが必要であり、自分が自分の生死をコントロールできて、自ら涅槃寂静に入れるところにその特色があります。ですから、さしずめ、涅槃寂静に入る瞑想法を求めること、そして、生活ヨーガの解脱には愛他活動の中に安心を得るにあって、その菩提心は仏心の体得にあり、自らのいのちの本源を知るにあり、禅瞑想体験が必要になります。さらに言えば、釈迦三法印のヴィパッサナーが望まれる。

そこで、それらの生活ヨーガが瞑想法として必要なものを次ぎに述べてみよう。

1、数息観瞑想と涅槃寂静

初心者の瞑想法としては、きまって数息観が用いられるが、ただ集中法としてでなく、涅槃寂静の体験のために用いるなら生活ヨーガ法となります。

たとえば、ヨーガ数室などで、瞑想法として、数をかぞえる数息観として、「ひとー」、「つー」と、一呼吸で長がく吐く呼吸法で、皆んで大きな声を出して唱え、次ぎに、「ふたー」「つー」と、一呼吸で長く吐き、十まで続けると、約七分間かかる。そうすると、集団の雰囲気で静まり返った寂静の世界が眼前に現われて、何ともいえない落ちつきと、いのちの故郷としての涅槃の世界に浸ることができる。これが涅槃寂静の瞑想法で、初心者向きであるが、個人的には、低い声で長く吐いて十まで数え、それを二回くり返すと約十五分かかり、自然に寂静の世界に入れる。死後の世界もかくの如しと…。

2、マントラ法による純粋意識の世界

マントラとは呪言で、真言とも言い、神との通話信語で、インド瞑想に多い。ＴＭ法やアーナンダマルガ法ではマントラによる瞑想法で、指導者からマ

ントラを個人ごとに与えられ、秘密にされる。そして、イメージ法を同時に用いて深い無意識の世界に入るのがその特色です。

ＴＭでは、無意味の三字のマントラ、たとえば、「ス・ラ・マ」と一音ごとに発声し、ずっと続けて、深い海の底に沈んでいくようにイメージする。そうすると約十五分くらいで声も出なくなり、ただ口唇だけ動き、それもやがてなくなり、意識を超えた生命の根元に立ち返って、純粋意識を体験する。無意識状態ではあるが、直観だけは働き、それが広がると宇宙意識となる。

アーナンダマルガではマントラが多く有意味で、簡潔な文が用いられ、サンスクリットで、個人ごとにその進度に応じて授けられ、宇宙意識の体験をさせて、至福の世界に導くのがその目標となり、神の発見もあり得ます。

これらのマントラは各個人の性格に見合ったものを選んで与えられるが、ウエストの瞑想心理実験（春木豊監訳）結果によると、必ずしも各個性に合わせなくても、たとえば、「一・二・三」と唱えても有意差はないと報告しているので、生活ヨーガとしては発声しやすい無意味の短文をそれぞれ考えてマントラとして与えて、イメージ法併用で宇宙意識の体験を指導するのがよいと考えている。

3、自受用三昧

道元の正法眼蔵の弁道話の中に「自受用三昧、その標準なり」とあり、その意味は自分が生きている真実を自ら受用し、その法楽を味うことが坐禅の基本だ」と（水野弥穂子）の解説があります。坐禅は悟るためではなく、生きているその真実をそのまま受け入れて、生きていること、生かされているそのよろこびを味うにあり、それが坐禅の基本だという。

だから一時間でも二時間でもただすわるその只管打坐が坐禅の本質だというのでしょうが、生やさしいものではありません。それでじっと長時間坐る訓練を主にして、その中で生かされているよろこびを味うのがよい。そのために四十分程度は少なくとも坐り、それから一時間に及ぶようにして耐忍力をつけ、一時間不動の只管打坐ができれば生活ヨーガとしてはまずまずでしょう。そのうえで次ぎに進む。

4、息念の法

道元の禅の神髄は今の発見にあろう。今ここに生きている自分を知ることにあり、前述の自受用三昧も同じであるが、只管打坐でなく、「今ここに」を自覚する方法をとらないと、生きていることの有難さが十分に実感されません。

そこで、その一つの方法として用いられるのが息念の法であって、広島県竹原市の海蔵寺の住職、井上希道師の方法がそれです。その方法はごく簡単で自分の呼吸に集中するだけですが、長時間それに専念するとなると四苦八苦の苦しみとなり、その道場内に泊まり込んでの息念の法は疲労困憊その極に達するというものです。

その息念の法の要領は、「吸うときは吸うだけに集中し、次ぎの吐くことを思わない」。ただそれだけです。そして、道場内に籠って、そこで起居し、三・四日間を過ごしますが、いつ眠るとも起きるともなく息念に徹します。そして、疲れたら経行《きんひん》をして、堂内を半歩ずつ、手を組んで胸に、心をこめて歩きます。かくしていつの間にか疲れはててそのまま眠れば眠るでしょうが、眼を覚ませばまた息念の法を続ける。井上師はただそれを別室で眺めているだけです。むろん、食事は出るが。

このように一晩ならともかく、二晩・三晩となると、どうしようもなくなり、苦悩が極に達し、四晩目になると、焦っても仕方がないと開き直ってくるようになります。なるがままに任かせるという虚心坦懐さ………。そして、トイレに行って戻って、ふと、廊下から外の庭の草木を眺めたとき、何と生き生きと輝いていることかと、つくづくその現実の光景のすばらしさに感動して、生きることの有難さ、いのちの尊さにしみじみと涙するまでになり、今ここにいる自分を自覚するわけで、そこに初めて仏心に目覚める。

この様子を離れた茶の間で見ていた井上師はすかさず招き寄せて問答に入り、その気づきを確認し、茶を入れて歓談に移り、今の発見を讃えるのがその粗筋です（坐禅はこうするのだ）が、自分でいくらもできることです。

これが道元の「随所に主となる」の根本原理であって、その時、その場になり切り、自分がその場の主人公になる。これが人間の最高の生き方、くらし方だと教えています。今の一瞬間に生きるとは永遠に生きることでもあり、そこに時間がなくなれば永遠となります。八十八の峠に捉われては時間にこだわり迷いになるが、いつの間にか八十八を越えていたなら時間は消えます。

三、釈迦のヴィパッサナ法

かつて、インドのナットマル・タチヤ博士が沖道場の紹介で私の研究所に来られ、三泊四日の研修会が開かれて、釈迦のヴィパッサナの瞑想法を実習されました。「求道実行」401号にも載っているが、ヴィパッサナとは、「ヴィ」は強く、「パッサナ」は真実を観る意で、瞑想の最後の総仕上げとして、釈迦の三法印を身につけることを指しています。

そこで、第一段階の諸行無常として、万物は流転してやまないという体験をするのですが、まず、呼吸法から始め、鼻孔に注視し、息が出入するのをじっと観ていて、その動きや感じの変化を観察する。次いで、奥へ息と意識を移していくと、微妙に変化して感じ方が違ってくる。さらに脳内にまで響いて、咽喉から肺、心臓と息を吹き込んでいき、それぞれの感じ方が呼吸ごとに変ることを実感する。こうして、手や足にまで及んで全身の呼吸ごとに変化し、一刻も同じ状態にとどまらないことを体で知るのがその第一段階です。

この呼吸への集中と意識の変化を観察し続けると、気分が落つき、心の汚れが洗われて澄んでくるようになる。そこで、次ぎに額の一点に集中し、その感受されるものをすべて観察し、不快なもの、快適なもの、邪嫌なもの、壮快なものの心の動きをすべて捉え、かつその平衡を図って、平等に感じられるようにしていく。そうすると、その変化が一つの振動として捉えられるようになり、身心の変化も宇宙の変化も一つのバイブレーションにすぎないと悟ることができ、諸行無常が改めて体得されてくる。

次ぎの諸法無我の段階は自我など、どこにもその実体のないことを体で知る瞑想法です。

身心の動きはバイブレーションにすぎないと分かれば、どんな恐れや苦しみもその迷いから解放されれば、心が清らかになり、振動そのものが清らかになって、私とか、他人とか、自分のものとか、所有したいとか一切の執着から離れて、無我の境地に入ってすべてを慈悲の心で見られるようにするのですが、タチヤ博士はそこまで至りませんでした。

白隠の「ナンソの術」は身心を浄化する瞑想法の一つで、その方法を借りるのもよいでしょう。ナンソという妙香のクリーム状の玉を頭上にのせて、それが融けて流れ出し全身をおおって浄化するのですが、白隠はストレスの解消だったが、人間の苦の根元として欲望・嫌悪・無知の三つの浄化を図るようにする。そして、次の涅槃寂静は自受用三昧を工夫すればよく、前述のようなマントラ法もある。

これらのヴィパッサナ瞑想はミヤンマー出身のS・N・ゴエンカがインドでヴィパッサナ研修所を設けて、非宗教活動として十日間の研修コースを設けて自己解放による心理療法を創設し、我が国でも京都にその協会があり、人間の『生きる技』として研修している（日本ヴィパッサナ協会パンフ）が、やはり一定の宿泊訓練が必要でしょう。そこではかなり厳しい規則のもとで実習されているようです。

私が若い頃禅に親しんだが、それは臨済禅で、公案（問題）を老師から与えられて、それを坐禅で練って老師に参禅するのだが、全身で以てのその悟りの呈示は、今思えば野狐禅の類だった。その方式を現代人に適用したいとは思わないが、そのひたむきな求道の精神は尊く、それを如何に現代に伝えるか、その具体策がインドで学んだヨーガだったのはいうまでもありません。

四、癒しの動禅

動禅は静禅に対して名づけられるので、前述の経行はその一例で、心をこめて半歩ずつ歩き定の段階にまで至る行法です。生活ヨーガとしてもこの動禅があってよく、動く瞑想法で、身心の癒しにもなればと思います。

インドのムンバイ（ボンベイ）の北方に、シッダ・ヨーガの道場があり、市中に会場を借りて、毎週水曜日の夕刻、男女約二百人ほどの会員の集会が開かれます。最初、会員からの報告や講師の講話がありますが、間もなく、祈りが始まります。それが終ると電燈を消しローソクをつけ、全員そろって立ち、右手を振って、シヴァ神に向って、「オーム・ナム・シヴァーヤ」の連唱が太鼓の音に合わせて、大きな声で、リズミカルに、えんえんと四十分余りも続く「キルタン」と呼ばれる行事があります。それは実に見事で、壮快で、かつ心が洗われて、このような光景は初めて見る体験で感動させられました。

これは一種の踊りを伴ったヨーガで、動禅でもあり、夢中になって恍惚状態に入る集団的瞑想法の一つで、心の癒しであり、バクティ・ヨーガでもあります。それによって一週間のストレスやトラブルを皆んなで癒し合い、シヴァ神に愛を捧げるバクティです。そして、この行事が終ると、外に設けられたお茶の会があり、甘い菓子がプラシャード（神からの薬餌）として与えられ、お互いに労りながらの歓談が続いて解散となります。

瞑想を楽しむとはこの光景が余りに強烈で印象的だったので、我々としても何らかのキルタン的行法がないものかと考えてきた結果であるが、前述の息念の法という厳しい行法に対して、キルタン的行法の構成でバランスのとれた瞑想行法を生活ヨーガとして全体的に実習するものが必要となります。例えば、厳しい仕舞とか、日本舞踊の一部を導入するとか、経行の音楽化とかなど。

第六章　第六部門　愛他活動

一、生活ヨーガと愛他行

身心の浄化・食事法・体位法・瞑想法によって健康になって八十八の峠を元気で越えるだけなら、生活ヨーガは単なる健康法にすぎなくなる。それではこの世に生まれて来た意味もなければ「いのち」の本義にもとることになり、生活ヨーガでなくなります。生活とはいのちの活動で、その生き方が少しでも輝きを持とうとするなら利他なくしてあり得ず、世に生きるとはこの自利利他の活動にほかならないからです。

平成七年の阪神震災に際して全国から期せずして救援のボランティアが集って、無報酬で活動したというのも、人間の自然のいのちの発露で、むしろそうならないなら不健康で、病的な社会の指標として、震災以上の悲哀として印象づけられるところでした。

八十八の峠を越えるという「年齢」を持ち出すことは、人の道として本質的に見ると普遍性を欠くと言われるでしょう。むろん、古くから不老長寿の道を求めたり、養生訓としての教えもあって、それ自体に問題はないが、ヨーガと名づけられる以上、それはインドではいずれのヨーガも人間の生き方として最高の生き方を求めたもので、いわばその人にとって宗教であったことを考えれば、どうしても健康術を超えねばならなくなります。

寝たきりにならず、元気で大往生する大運動に皆んながそろって乗り出して、全国の医療費を半減するならば、それ自体が愛他活動で、他に利他行を求める必要はないと言えるかもしれないが、そこには報酬や結果を求めない利他行が存在しなく、真の愛他活動にはなりません。

既述のように、息念の法で、「今」の発見がなされると、この生きている現実が実にすばらしい輝きに充ちた世界であり、すべての生きとして生きるもののいのちの尊さに気づきます。道端に吹く草花一本にも愛着を感じてならず、自《おのず》から施しの心が湧いてきます。この心が生活ヨーガの愛他精神で、瞑想を深めれば誰でも得られます。そして、いのちの成就はこの愛他行にのみあり、生活ヨーガの成就は愛他活動にあることになります。

これは古くから言われている仏心とか、慈悲心とか、あるいは無量心でもありますが、現代においてその古くからの仏心がそのまま生かされるだろうかという疑問が持たれているのも事実で、特に、ソローキンの言う現代文明そのものがエゴイズム文明だとすれば至難の業となります。

ソローキンはそこで新しい愛他精神の創造と人間性の再構成しか人類の未来を救い得ないと痛烈に訴えています（一九六二）。近世のヒューマニズムそのものから再構成するしかこの絶望的人類の将来を切り開く道はないと。その道はといえば、さしずめ東洋を見直すこととし、彼はハーバード大学教授からインドに自ら乗り込んでその構想を練ったのでした。でも、トランスパーソナルな超個心理の視点の強調のみに終って具体的新しい愛他精神の提唱には至りませんでした。

二、修証義の利他行

ここで注目されるのは道元の正法眼蔵にある利他行で、明治初期になって、庶民のために分かり易くそれを説いたのが修証義です。宗教の目的は第一には現実の苦悩の解決や健全な自己実現にあるが、最終的には進んで他につくすにあり、それが最高の生き方であるとして、発願利生を説いています。まず人のためにつくそうと発願して、四摂法《しじょうぼう》（布施・愛語・利他・同事）の具体的実践から始めよと言っています。

四摂法の摂とはおさめる意で、四つの人のためにつくす道ですが、道元は正法眼蔵の付巻に詳しく述べ、それを菩薩の道としたところに特色があります。布施は報酬を求めない施し、愛語は人にやさしいことばがけ、利他は人のよろこぶことをする、同事は同じ水準で接し、共に励むことです。これは極めて日常的な誰もが可能な実践で、しかも時代を超えて、いずれの民族にも通じる道でないかと思うのですが、菩提心を起こして発願し、その実践の道に入るというのがボサツ行たる所以でしょう。

生活ヨーガとしては、まず、日常的に人と接する場合にこの四つの慈悲の道を心がけていくのは我々の愛他行動としてふさわしく、生活ヨーガの第六部門としての具体的実践になってきます。ただ、それが宗教的なボサツ行にまで高めようとすると、特別の愛他活動になって第六部門のそれとは別個に考えねばならなくなります。それは人生ヨーガとして、あたかも出家生活のような生活に入った場合の愛他行で、同じ愛他行動でも両者を区別されるからです。

インドでも日常的に布施ややさしさ、利他などが一般に勧められ、我が国以上に非暴力とか寄付行為が重視されています。それはいうまでもなくカースト制など社会基盤の相違から要請されるので、我々には我々の愛他行があって然るべきで、インドのまねなどしていては骨けいになります。それでは今日我々の愛他行として何が一ばん大事だろうか。

布施・愛語・利他・同事の四つのうち何がより大事かというのではなく、むしろ、これは一つのもので、いずれも慈悲心の具体的行為で、根は一つです。したがって、ばらばらに別個に実践するよりは一つとして行う方がより大切です。そこで、この四つのほかに大事なことが愛他行為としてあるかという問題です。つまり、今日的慈悲心とは何かです。

三、新しいボランティア精神

前述の阪神震災に際して、全国から若い人たちが大ぜいかけつけて、救援活動に当たったというその自発的自然発生的事象の中に新しいボランティア精神の芽生えを感じとられたのはよく知られています。

それは昔のような献身的で犠牲的精神でもなければ、美談として語られるべく殊勝な自己顕示性からでもなく、何の評価や報いも期待せず、ただ、気軽るに、退屈しのぎの、自分も楽しみ、人をもよろこばせる自発的で、人間的なボランティア精神からで、かつてなき新風であることは間違いないでしょう。

今はもはや古い奉仕活動は望めなくなっているのは言うまでもありません。自分も楽しみ、人も楽しむ銭《ぜに》かね抜きの人間的な繋がりの中で、自発性が生まれるので、それには利己と利他のバランスがとれているのが前提です。銭かね抜きはボランティアには当然ですが、自分も楽しみ、他をもよろこばせるところに自他のバランスがあり、自他共存こそその特質だと言えよう。退屈しのぎからもあろうし、野次馬もいようが、それはそれでよく、自他共存がそこにあります。

愛他活動は本来自他のバランスなどあり得ないが、新ボランティアでは重要になってきて、バランスが崩れると、親切の押し売りになって、顰蹙《ひんしゅく》を買ったり、一方的奉仕活動になって不平を招きます。したがって、生活ヨーガとしては新しい視点から従来の愛他行を見直して統合しなければならなくなります。

それは共生という視点であり、二十一世紀は共生の時代だと一部に言われていますが、自利・利他のみならず、共に生きるという場の媒介が必要でないかと思います。ただ、慈悲の行為をするだけでなく、相手と共に生き、お互いを生かし合って自己実現をしていくのが新しい愛他行であり、新ボランティア活動といえましょう。

今日の非政府的（NGO）、非営利的（NPO）活動も同様で、単なる民間団体でもなければ、ボランティア活動ではなく、共生という場を媒介として、互いに生かされて、新しく創造的な活動をするのがその本質的性格であろうと思います。それが国際的な組織活動となると、国境を超えて、世界は一つとなっていく創造的活動がその本領であり、本命ともなるのでなかろうか。

また、我々の日常の近隣社会を見ると、既に隣り組は崩壊し、かといって行政的関与はできず、荒廃そのもので、老人の独り暮らしや離婚問題で悩んでいても誰も援助するものもなく、子育ての上で、いじめや非行問題で相談できる者もいなくなって、社会問題になっているが、これこそNPO活動の真価が発揮できる独壇場であろう。コミュニティーでのボランティア的相談活動の原則は、気軽るで、速座に、非営利的であることで、気軽るで、速座でなければ意味がなく、身近なボランティア的相談があればどんなにか救われとなるでしょう。

生活ヨーガの愛他活動は平素の布施・愛語・利他・同事のほか、近隣社会でのボランティア、あるいはNPO活動など多岐にわたるものです。いや、ボランテァ精神での布施、愛悟、利他、同事であり、近隣活動であり、世界的活動です。

四、仏教と愛他活動（佐竹昭治）

日本に仏教が伝えられたのは六世紀中頃であり、その後も次々と新しい時代の仏教が導入され、これらが日本文化の大きな土台となっていることは、疑うべきもありません。

日本を紹介する外国向けの書を見ますと、大概、仏教（禅）や寺院をとりあげています。そのためか、外国の人からは、日本が仏教国であると見られがちですが、多くの日本人の仏教に関する理解となると、はなはだお寒い状況であるように思います。

そういうところに、オーム真理教の忌わしい事件や、昨今のあやしげな宗教団体の一時的な繁栄を許す素地があるように思います。

インドにおいて、仏教とヨーガは、深く関わりながら発展した経緯があります。そういう意味からも、私は、生活ヨーガを実修される方には、是非、仏教を学び理解を深めていただきたいと思っています。

ここでいう仏教とは、釈尊の教えそのものを指します。釈尊が明らかにされた縁起の法則とか、三法印と呼ばれる諸行無常・諸法無我・涅槃寂静について理解を深めることは、私たちの身心に完全な安らぎと安定を与えるものであり、私たちが生きていく上で重要なキー・ワードとなるものです。

いま一つ関心を持っていただきたいのは、釈尊が亡くなったあと、部派仏教時代を経て、西暦紀元前後に大乗仏教が興りますが、ここに利他行という衆生救済の思想が強調されるようになったことです。この大乗仏教運動を主動したのは、出家修行者ではなく、在家信者であったことに注目したいと思います。

生活ヨーガの特徴として愛他活動がありますが、「生活ヨーガの解脱には愛他活動の中に安心を得るにある」とさえ言われます。

慈悲・利他行も愛他活動も、自他の区別を超えた

「いのちの尊さ」に見覚めた時に初めて本物となりますが、そこに至る道が生活ヨーガの各部門に示されています。

利他行と愛他活動は、仏教と生活ヨーガの接点となり得るものです。そのあたりに関心を持ちながら、仏教の変遷と利他行について理解を深めていきたいと思います。

1、初期仏教と利他行

釈尊は人生の苦悩から解放されることを目指して、修行を重ね、悟りを開きました。その後、生涯をかけて布教・説法のため遊行を続けられたことはご承知の通りです。これを自利・利他という観点から見ますと、修行を通して悟りを開かれたというのは、自分自身の問題を解決し、こころ安らかな境地に達したわけですから、これは自利行です。一方、恐れを抱き不安におおのいている人たちに法を説かれたのは、彼らをこころ安らかな境地に教え導かれたのですから、これは利他行です。

釈尊の弟子となって出家修行を希望する者は、まず、仏・法・僧の三宝に帰依しなければなりません。仏は釈尊その人、法はその教え、僧は僧伽の略で、出家教団のことです。教団には出自のちがった多くの修行僧がいますから、彼らが和合し、修行の成果を上げるには、戒律を制定し、まもらせる必要がありました。修行僧は戒律を積極的にまもり、禅定に励み、悟りに導く智慧を確実に獲得するのが修行であり、日課でした。この特戒・禅定・智慧を修することを、戒・定・慧の三学といい、初期仏教教団の修行項目でした。

戒律は戒と律の合成語であり、戒は自律的な戒めであり、いい習慣を身につけるためにみずからまもることを誓わねばなりません。律は他律的なおきての意味で、修行僧がまもるべき生活規範のことです。

戒律を犯すと制裁の規定があります。軽い場合は長老たちの前で罪を告白、懺悔し、裁定に服することになります。重い場合は教団から追放され、復帰の道を絶たれることもあります。

七仏通戒偈に、「諸悪莫作　衆善奉行　自浄其意　是諸仏教」とありますように、この頃の戒は、止悪の戒と、行善の戒の両面からなっていて、自利行の範囲を越えるものではありませんでした。

禅定は仏教でいう瞑想のことで、止観行を意味します。止は乱れた心を静止させることであり、観は止の状態から正しい智慧をおこし、あらゆる対称を観察することを意味します。単に観察と言うよりも、対象の本質に向かって深く掘り下げていくという意味から、洞察と言ったほうがいいかも知れません。

釈尊の悟りは、この洞察があったからこそ得られたのであって、悟りの智慧を獲得するための大切な実践手段です。

三学にいう智慧は、悟りに導くための智慧のことで、悟りそのものではありません。この智慧には、教えを聞いて理解する智慧（聞慧）、正しい道について考えを深めたときに生じる智慧（思慧）、実践することによって得られる智慧（修慧）の三段階があります。まず、仏の教えを聞いて、その法を理解します。次に、その法を常に心に思い浮かべて、反復しては正しく理解します。その上で、教えどおりに実践修行して、ついに悟りに至るとします。これを、聞・思・修の三慧といいます。

釈尊は悟りを開かれたあとも、生涯にわたって戒律をまもり、禅定に入り、法の実践修行を続けられたといいます。

以上、初期仏教教団の修行項目である三学と、三慧について述べました。

次に、釈尊がシンガーラという青年に、正しい人間関係のあり方を説くという経典がありますので、その概略を紹介します。

ある朝、釈尊が托鉢のために王舎城に向かっていた時、シンガーラという青年が、東・南・西・北・地・天の六方を礼拝しているのに出合いました。青年は、自分は父親から教えられた通りに毎朝礼拝しているのだが、どのようなしかたで六方を礼拝したらいいのか教えて欲しいと言います。釈尊は、六方はそれぞれ父母・師・妻子・友人・使用人・修行者に相当するとし、これらの人々との正しい人間関係のあり方について説いていきます。

たとえば、友人との関係について見ますと、良家の子は、布施と、親しみあるやさしいことば（愛語）と、人のためにつくすこと（利行）と、協力すること（同事）と、欺かないこととによって友人に奉仕しなさいと説きます。ここに、四摂事（布施・愛語・利行・同事）が説かれていることに注目したいと思います。道元禅師は正法眼蔵に、四摂事の一々について詳しく解説しています。

これに対して友人は、良家の子が無気力なときに、まもってくれる。無気力なときに、その財産をまもってくれる。恐れおののいているときに、庇護者となってくれる。逆境に陥っても彼を捨てない。彼の子孫をも尊重する。このようなしかたで友人は良家の子を愛さねばならないと説いています。

この友人との関係のところを読んだだけでもわかるように、釈尊の説法そのものが利他行であると言っていいと思います。

もう一つ紹介しますが、これは生産活動に関するものです。

やはり王舎城郊外で、早朝の托鉢に回っていた釈尊は、あるバラモンの農夫から、「私は自分で耕して種を播いて、そして食べている。あなたも耕して種を播いて、そして食べたらどうか」と、生産活動をしないことを非難されました。その時釈尊は、「私にとっては、信仰が種子である。苦行が雨である。智慧がわが軛と鋤とである。……この耕作はこのようになされ、甘露の果実をもたらす。この耕作を行ったならば、あらゆる苦悩から解き放たれる」と、答えています。

これは、釈尊が負け惜しみを言ったのではなく、初期仏教教団では、出家修行者は戒律によって、世俗的な仕事にたずさわることを禁じられていたからです。お金を手にすることや物品の売買はもちろん、田畑を耕すなどの生産活動も禁止されていましたから、出家修行者は、衣食住すべてにわたって世俗社会の世話にならざるを得ませんでした。

しかし、一方的に世話になっていたかというとそうではなく、この事に合理性を与えるのが福田思想です。

福田とは、善い行いの種子を播いて、功徳という収穫を得る田地の意味で、最初は釈尊その人を供養の対象としました。やがて、仏弟子たちも福田と呼ばれるようになり、食事や袈裟などの布施供養を受けるようになってきました。ついで布施供養される物品までも福田といわれるようになりました。

布施供養する在家仏教徒は、そうすることによって、未来における招福や好ましい地位に生れ変ることに期待をかけました。

出家修行者の方は、彼らに対して法を説いたり（法施）、恐れをとり除く（無畏施）などの布施をしました。

世俗社会から隔離された出家修行者たちの生活は、みずからの修行が第一義であり、戒律をまもりながら、ひたすら自己の内面に向かうというものでした。このような状況ですから、初期仏教では利他行の範囲は限られたものにならざるを得ませんでした。

釈尊が亡くなって百年ほど経った頃から、教団は分裂を繰り返し、部派仏教の時代に入ります。この時期、アショーカ王が出て仏教を手厚く保護しました。出家修行者は、これまでの遊行遍歴の生活をやめ、精舎（僧院）に定住し、釈尊の教えを究め、仏教哲学を構築しました。学問と瞑想に専心する生活は、民衆の救済とか、民衆と共に歩むという姿勢を希薄なものにしてゆきました。

2、大乗仏教と利他行

西暦紀元前後に、仏教の革新運動が興りました。この背景にヒンドゥー教の隆盛があったと思いますが、それよりも、一般の在家信者を顧みない部派仏教に対する反発が、多分にあったと思います。この運動を興した人たちは、みずからを菩薩と称し、仏陀となることを理想として修行し（自利行）、一方ではあらゆる人々を悟らせ、救済しようとする慈悲（利他行）を強調しました。彼らは、みずからの革新的仏教を、大乗仏教と呼びました。

大乗仏教の菩薩は、布施・持戒・忍辱・精進・禅定・智慧からなる六波羅蜜を実践徳目としました。初期仏教の修行項目である三学と較べると、布施・忍辱・精進が加わった形ですが、布施波羅蜜を第一番に掲げていることに注目したい思います。

大乗戒では、止悪戒を内容とする摂律儀戒と、行善戒である摂善法戒に加えて、衆生救済の利他的精神を摂衆生戒として強調するようになりました。この摂衆生戒は、すべての生あるものを摂取して、利益をあまねく施すための利他行の実践という意味で、不完全なものどうしが互いに慈悲の精神を発揮して、人間完成に到達することを誓うものです。この三つの戒を、三聚浄戒といいます。

福田思想も大乗仏教の時代になると、その解釈が変わってきます。菩薩の智慧と慈悲に基づく利他行が重視されたので、福田思想は仏教徒の社会的実践の基本とされ、社会福祉事業を推進する根本理念となりました。

この事業内容は貧民救済のための房舎の建設、架橋、道路の開発、寺院の建立など、多岐にわたりました。

当時、寺院は出家修行者のためだけのものではなく、貧窮者の安息の場所でもあって、寺院の建立は難民救済の意味もありました。貧者や病人、孤独な人を福田とするものを悲田といい、困窮の人を貧窮田、自分が看病する病人を看病福田などと言い、いずれも生活の向上をはかり、人々に安楽を与えるための公共事業でした。

この大乗仏教の福田思想は菩薩の慈悲心によるものですから、功徳を求める思いはまったくありません。ただ病人を拝み看病供養し、貧者を拝み布施するということが、その根幹となっています。

このように、大乗仏教の利他行は摂衆生戒や福田思想の影響から、布施波羅蜜の実践として広範囲におよびました。具体的な事例をいくつかあげてみます。

3、仏教における社会福祉事業

インドにおける事例として、アショーカ王の事業があります。王は慈悲と布施の精神にもとずき、人と家畜のために二種の療病院を建て、薬草や果樹を栽培させました。また、道路に植樹をし、井戸を掘り、休息所を設けました。

中国では、西晋の頃、寺院を中心に施療救済事業が行われ、唐代には養病坊が設けられ、悲田院の制が定められました。その他、免囚保護事業や、社会教化事業、動物愛護運動なども行われました。

日本の仏教社会福祉事業は、聖徳太子（五七四―六二二）に始まります。大阪四天王寺に建立した敬田院、悲田院、施薬院、療病院がそれです。敬田院は社会教化施設で、悲田院は貧窮孤独の人たちを収容し養育するものでした。

道昭（六二九―七〇〇）は玄奘三蔵から直接、法相教学（唯識説）を学び、法興寺（飛鳥寺）を処点として唯識をひろめた人ですが、彼は全国を行脚して、各地で土木工事を行いました。

行基（六六八―七四九）はその遺風を継ぎ、師の死後僧院を出て仏法を民衆にひろめ、橋を架け、池を掘り、港を築き、布施屋（無料宿泊所）を設けるなどの事業を行いました。

聖武天皇が大仏建立を発願された時、行基は造営のための費用を調達する勧進役に起用されました。

このような大事業を指揮しながらも、一方では僧院を建立するなど、みずからの福祉活動を怠ることはありませんでした。

光明皇后（七〇一―七六〇）は、東大寺に悲田院や施薬院を設置しました。

平安時代には、真言宗を開いた空海（七七四―八三五）が四国の満濃池の修築を指導し、綜芸種智院を設立して一般の人々の教育につとめました。

空也（九〇三―九七二）は諸国を廻って道を開き、井戸や池を掘り、橋を架け、荒野に捨てられた死骸を火葬にして葬るなどしました。

鎌倉時代には、奈良西大寺の叡尊（一二〇一―一二九〇）が、東は鎌倉、西は播磨、南は紀伊にかけて諸国を巡礼し、橋を架け、放生池を設置し、囚人の教誨、遊女の教化などを行いました。また、無遮大会を修して飢餓者に施し、文殊会を営んで粥飯を施し、ときには金銭を与えるという救貧事業も行っています。

弟子の忍性（一二一七―一三〇三）は、奈良にいた頃、四天王寺の敬田院と悲田院を管理し、貧者を救い、癩者を訪ねて食事を施しました。鎌倉では極楽寺に敬田院、療病院、薬湯寮、癩病院、坂下の馬病屋を設置し、施薬院、悲田院、福田院を営んで窮民を救済しました。

重源（一一二一―一二〇六）もまた、橋を架けたり、港の修営、山道の開修、湯屋の設置、囚人の教誨などに尽しました。東大寺再建の大勧進となり、募金のため周防、長門を訪れた時、飢饉で苦しんでいる人々をあわれみ、財をなげうって救済に尽力しました。

一遍（一二三九―一二八九）も諸国を遍歴して、橋を架け、井戸を掘り、道路を開修、死骸を葬るなどをして、貧民の救済につとめました。

以上、一般によく知られている事例を上げましたが、それぞれの時代に多くの僧俗が仏教による社会福祉活動を行っています。近世から現代においても、多くの事業や活動が見られます。

生活ヨーガの愛他活動は、なかなか大規模なものにはならないと思いますが、それはそれでいいのであって、「一偶を照らす」という気持と、それをやり抜こうという気概が大切です。

最澄は山家学生式に、「悪事を己れに向へ、好事を他に与へ、己れを忘れて他を利するは、慈悲の極みなり」と、記しています。生活ヨーガを実修する私たちも、そのような精神を養い、一偶を照らす灯となりたいものです。

後編　人生ヨーガ

第一章　人生ヨーガ

一、人生ヨーガの意味

人生ヨーガという用語はおそらく他にないだろうし、そういう発想もないと思われるが、自分の一生をどう生きるかは人生最大の課題で、日日のくらしをどうするかと共に、自分の人生をどう創造していくか、その物語を創り上げるヨーガこそより重要であろう。

インドには人生モデルとして昔から四住期といって四つのスパンに分けて、その一生の送り方を分け、学習期、家住期、林住期、遁世期とし、それが男子の理想的生き方だった。したがって、大きな人生モデルは定っていて、人生ヨーガの自由度は狭かったが、我々には全く自由で、どんな人生であろうと制約がなく、そのモデルなど初めからないも同然です。

ところで、生活ヨーガとなると、ヨーガという枠があって、その方向性がきまってきます。そういう意味ではインドの四住期ではないが、それに近い人生計画の大枠が自然に出来あがります。我々にも成人するまで学習する期間として学習に励み、成人してもなお学習を続けるのが多くなり、むしろ生涯学習といわれるまでになって、次ぎの家住期と劃然と区別できなくなっているが、学習期のあるのはいうまでもありません。

問題は生活ヨーガは四十歳代から始まる点にあり、家住期も林住期もなく、しかも解脱の道に入るので、何らかの生活様式の区切りをつけねばなりません。インドでは家住期で一所懸命に職業に精を出して働き、子育てが終って自由になれば家を出て、林間に住んでヨーガをしたり、趣味に凝ったり、思いの丈をつくして生活しますが、生活ヨーガはそれぞれの境遇によって一定できず、千差万別です。

　そして、生活ヨーガの目指す目標は最後まで元気で、自分の役割は終ったと知ったら、自ら消える大往生にあり、如何に死ぬかが非常に重要になるので、その人生ヨーガとは如何に生きるかと同時に、如何に死ぬかがその大きな課題になるところに特色があります。そして、そのために八十八の峠を元気で越し、寝たきりにならず、自らの生死をコントロールするところにヨーガたる所以があり、それが生活ヨーガの解脱でもあります。

　このように四十歳代から八十八の峠を越して、その後の大往生までの五十年間あるいは六十年間の人生を如何に生きるか、その人生節目ごとにどう生き様の変化発展があるか、その年代特性は何かを、あとになって特色づけられ、自らの独特な物語を創造できるよう生活するのが生活ヨーガの人生ヨーガです。

　孔子は晩年になって自らの歩んできた道をふり返ってみて、十年ごとにそれぞれの年代特性を挙げて、その発展段階を段階づけたのは有名です。「吾れ十有五にして学を志し、三十にして立ち、四十にして惑わず、五十にして天命を知り、六十にして耳順い、七十にして、己の欲するに従って矩《のり》を踰《こ》えず」と述懐しました。孔子は七十四歳で亡くなっているので八十年代の特性は触れられなかったが、この十年節目の発展段階は今もおおよそ通用しますが、ヨーガではどうだろうか。

　孔子のこの十年ごとの特性は彼の仁の道の過程で、ヨーガはヨーガの過程があり、それぞれの年代課題があります。私はこの十年ごとの課題を十年課と呼び、一日のスケジュールを日課と呼ぶように、十年ごとの課題特性があります。その十年課は自分で創り出すべきもので、あとになってふり返ってみて初めて明確に明文化できるので、そこが日課と違います。しかし、そのおおよその十年課は立てられます。

なぜ生活ヨーガは四十歳代から始めるかは既に述べました。がん予防などからすると、四十代では遅きに失すると言わざるを得ませんし、他についても今少し早くを望まれようが、人間の一生から見て、四十代は大きな身心の転換期で生物学的には子育てが終りかける頃で、老化が急激に進み、ヨーガの必要性が高くなるので入門適齢期となるわけです。そして、教室ヨーガと異なって、一生を通してのヨーガで、長い人生後半にわたっての実践で、生涯何らかのヨーガ会に属しなければならず、サット・サンガとして時に宿泊研修に参加するのが望まれて、長期にわたる計画と実践が欠かせません。ただ早ければよいとは言えなくなります。

そこで、次ぎに、私の体験からの十年課について述べてみよう。

二、十年課

私は五十代からの入門で、四十代は経験していませんが、四十代も五十代も初心者期として扱います。しかし、人によっては五十代半で次の期に移る人もあり、年齢のみではきめられません。

1、初心者期（ビギナー期）

若い人は別として四十代でヨーガに入門するのは何らかの身心の異常を感じての動機だろうと思います。私はまだヨーガには関係しませんでしたが、喘息が続いていたので、自分で断食を試みたり、いろいろの健康法を実践してみたりしていました。戦前、東京にいた頃、西勝造先生の話を聞いてその健康法に興味があったり、慈恵医科大の森田正馬教授の森田療法の研究に関心を持ったりで、喘息以前からビギナーの準備段階が出来てはいましたが、喘息克服に断食生活を自分流に続けていたのが生活ヨーガのビギナー期に近かったかもしれません。

　こうして、五十代に入ったある時、タバコが喘息のアレルゲンだと痛切に自覚したことがありました。タバコが喘息によくないのは常ずね身にしみてよく分かってはいました。しかし、私の場合それが唯一のアレルゲンになっていることを発見するのはそう容易いことではありませんでした。今までは多数の中の一つのアレルゲンとしてのタバコはありましたが、唯一ではありませんでした。今までも禁煙していたことも再三あったのに、これほどまでに意識するのには、然るべき転機が訪れなければ成り立たないのでしょう。禅でいう全機です。自分の生活のすべてが統一化されていなければ意識されてきません。その後、ヨーガに強く引かれていきました。

　ヨーガ入門もまたこの全機が訪れてこそ本来の入門となり、長い人生ヨーガの生活ヨーガにはそれなりの機が熟していなければ続きません。というよりはヨーガに入ってからこの全機が訪れて、生活ヨーガに転換していくのが実状かもしれません。それには長い期間が必要で、四十代も五十代も同じ初心者級にとどまっている場合が多いです。

2、習熟期（キャリア期）

　キャリアとは疾走とか、出世とか、はえ抜きとかの意で、専門家を指します。四十代に入門すれば六十代にはその専門家にはなっているはずですが、五十代に入門しても六十代にはキャリアになっているかもしれません。とにかく六十代という年齢がかなり影響してか、ヨーガにじっくり取り組み始めます。その多くは定年退職し、第二の人生に入っているからかもしれません。

私は五十七歳でインドへ行ったので、実際の入門はかなりおくれています。佐保田先生は六十歳だと言われました。沖先生は若い頃、軍の関係でインドその他でヨーガなどの行法や治療法を習得されて宣撫班として活躍され、特殊な経歴の中のヨーガでした。

こうして入門期はそれぞれ異なりますが、生涯自分の仕事として取組むのは第二の人生に入ってからで、六十歳代ということになります。沖先生はもっと早かったでしょうし、また、全国的に見て、ヨーガ教師をされている方ももっと若い人が多いので、すべてのヨーガの専門家が六十代になるというのではありません。あくまでも私の生活ヨーガについてです。

私のヨーガ研究所では、ヨーガ教室には熱心に通って来ても、毎月一回の一泊研修会には見向きもしない人がいます。一泊研修は生活ヨーガで、日常の衣食住から復健法まで、自分の身心の不調の回復から生活全般にわたる研修で、単なる運動不足やストレスの解消ではありません。目指すものはさしずめ88の峠を元気で越し、大往生することで、そのためには自分の生活そのものの質を高めるQOLの改善にあります。

この生活ヨーガ研修が始まって現在まで十七年になりますが、ずっと続けている人は十数人で、その多くは何らかの健康上の不安のある人ですが、必ずしもそうとは限りません。年齢的にも六十代が多いが、まだ五十代の人もいます。いずれもキャリア期に入ったと見てよく、生涯ヨーガを続けるものと考えられます。

そのためには自分流のヨーガ生活法を見出さなければならず、研修したことをただ試るだけではキャリアにはなれません。自分なりの工夫をして、その人独特のものがないと生活ヨーガとしては充実しません。何も生活全般にわたって独特で変っているというのではなく、ただ一つか二つその人にとって「いのち」の中核となっている何かの実践法があるということです。

私は朝起きて洗面のとき水をかぶり、土曜日は食を絶つのが私の生活の中核になっていて、いのちがそれによって甦ります。そうしないとおれなくなっています。こんなこと他の人にもすすめようなどとは思いません。無理だと分かっているからです。医学的にどうこうとも考えません。おそらく普通の医師は反対でしょう。なぜなら、私は心房細動という心臓障害者であり、肺性心の障害者に認定されているような健常者でないからです。私の心電図は見てびっくりするほどメチァメチァです。

このような無謀ともいえる何かの生活法を持たねばならないというのではありません。一日万歩時計で雨の日も風の日も必ず散歩に出かけるというのもよく、それはその人にとっていのちが甦るわけで、それを自分で発見することで、それなくしてキャリアにはなれません。

3、自由期（テンション・フリー）

孔子は七十にして矩を踰えずと言ったのはまことに至言だとつくづく思います。七十になると、義理にしばられて無理をしたり、気の進まないことをし続けたりしていてはストレスがたまって死に直結することを感じられます。一切のテンションからフリーにならないと七十代は持たなくなります。でも、孔子はそれでいて、ちゃんと天理に適っているとは人間最高の境地で、そこに仁の道の完成があったのでしょう。

ヨーガも戒律や規約などから自由になるばかりか、嗜好品など生活上の禁制からも自由にならないと忽ち身を滅します。酒も甘い菓子も溺れてはならず、自由になること、仕事からも自由になることが肝心で、適当なストレスは必要であっても、フリーでないと七十代のあり方ではなくなります。ヨーガ生活もあれこれに拘束されないで、自分が主人公になったヨーガ生活が望まれます。

4、脱俗期（ポイズン・フリー）

いよいよ八十路に入ると、今までのテンション・フリーとは異なった、あたかも四国巡礼の旅に出かけるような旅装束をして、いつ倒れても悔いなく、すべての世俗を離れて気の向くままに、一日一日を心残りなく過ごしたいと願うようになります。

私はこれを脱俗期とするのですが、一切の中毒現象からの脱皮がまず肝要です。ポイズンとは毒薬で、一切の毒物から脱出することにあり、心の毒物も含めます。ひしひしと迫る身心の衰えは自分でも驚くほどで、酒やタバコはむろん、コーヒーや菓子など嗜好品に溺れては即座に致命傷となります。そして、一般に気づかれていないことですが、医薬品そのものがポイズンだということ。よく承知していても、ついそれに親しむか、やめられないという心情からですが、それらは医師の奨めで安心してのことではあっても、第一にはそれに代る方法を知らないからです。

そこに生活ヨーガの存在意義があるので、生活ヨーガこそ八十八の峠を元気に越すガイドマンたる根拠がそこにあります。降圧剤を常用しても副作用がないからと言われて八十歳になっても続けるなら、まず、そういう人が先に鬼籍に入ります。酒を朝から飲むようになれば、そういう人が次ぎに逝きます。次ぎは、どうしても甘い菓子をやめられず、脳卒中を起こし寝たきりになった後に亡くなるというのが八十代で、いずれもポイズンによります。タバコなどやめられない者は七十代で、とっくに死んでいるはず。

八十代はまさにポイズン・フリーでないと八十八は越せず、精神的なポイズンも同様です。そして、八十八までに殆どが亡くなり、残るのは七十五歳を過ぎた老人の一割もいません。そこで、七十五歳までは働けるので、何らかのボランティアについて、その後、出家のつもりで生活ヨーガの道に専念するのが一番よく、八十八の峠を無事越すにはそれしかありません。

5、解脱期（モークシャ期）

八十八を越して、もはや生も死もなく、死もまた楽しの境地に入ります。これが解脱期で、当然宗教生活となるはずで、自分の宗教がある人はそれに入るでしょうが、ない人は生活ヨーガに徹することで、身心共に健かで、瞑想を楽しむ生活そのものが宗教であって、それ以上に仕合せは他にありません。

私はまだ九十歳代を経験しませんので、これ以上はさし控えますが、私ももうすぐで、死もまた楽しの生活を十分に想定することができます。

三、生活ヨーガでの死に方

生活ヨーガの目指すものは大往生で、自らさっさと消えていくにあります。これはすべての生物が自然にしていることで、本来は不可能なことではなく、極めて自然であり、当然なことでもあります。鮭でも鮎でも自分の川に戻ってきて、産卵の終えた後に天地に身をさらすのは何と美しいことかと思います。

元妙心寺派の管長で、三島の竜沢寺住職、山本玄峰老師は寺の行事の都合で自分の死期を延ばしたというので有名です。幼少より貧しい家に生まれ、しかも眼を患い若くして四国巡礼に出て、その克服のため何回も続けて、ついに僧籍に入ったが、戦時中は日本の敗戦から無事救わんとして、軍に知れないように天皇に終戦の方策を直訴すべく決死の覚悟で画策して成功し、日本を救った陰の功労者ともなった傑僧でした。そして、その死にざまは誠に見事で大往生、九十六歳だったという。玄峰老師は朝比奈宗源老師とも懇意で、私もいろいろと仄聞していました。

朝比奈宗源老師は晩年に「仏心」という書を出版されて、その中で、江戸時代の真言宗の名僧で、河内の葛城山、高貴寺住職、慈雲尊者の詩を掲げて、人間の大往生を願われています。

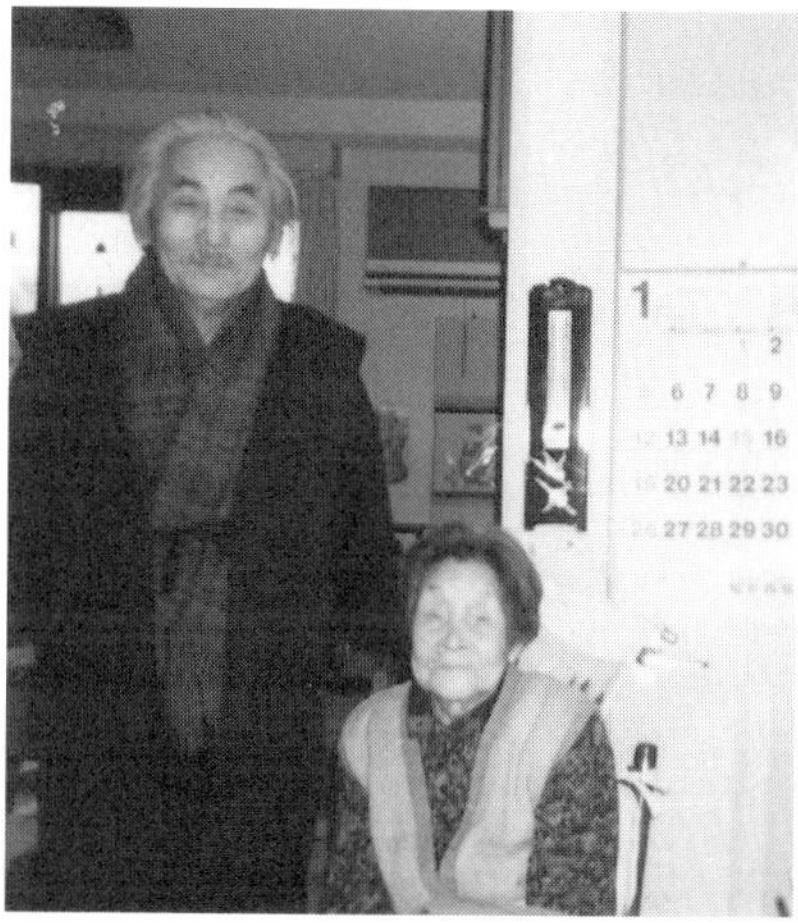

マンションで独り暮しの義叔母
（102歳で大往生）と筆者（1996年）
図11

阿字の子が、阿字の都を立ち出でて、
また、立ち帰る阿字の故郷《ふるさと》

阿字とは大日如来で、その子である我々人間がこの世に出て来て、また再び元の大日如来の絶体安心の世界に帰っていくその一生に幕を閉じるに何の不安もないのであるが、もし、がん末期で苦しんで死を迎えるなら、次ぎの名号をしっかりと、七回唱えよと述べられています。

「ナム・シャカムニ仏」

死は涅槃寂静の世界で、釈迦牟尼仏への帰信でもあります。そして、生活ヨーガには葬儀はいらない。祝福すべき送別のパーティのみです。

インドではサマーディのまま入滅するのを尊ばれてきました。また、中国禅の中興の名僧慧能は坐禅の姿勢のまま入寂し、それをそのままにミイラ化して今も保存されてきているのは驚嘆のほかありません。ところで、我が国ではとなると、かなりの傑僧がいて、快川和尚のような火もまた涼しと戦火の中で自ら消えてはいるが、坐禅死の例は聞かれないのはなぜだろうか。山本玄峰老師はややそれに近かったが、最後は意識がなくなって床に臥したという。

そもそも、我が国の禅にはハタ・ヨーガの要素が全く欠落していて、余りに精神主義でした。激しい作務やきびしい戒律はあっても、自らの身体的生理の自己支配の訓練は見られませでした。したがって、死の精神的超克はあっても、その生理の自己制御への関心が殆どなかったと言ってよいでしょう。

生活ヨーガとしてはそこまでは要求しませんが、「死期の予告」と「臥して十日」は当然です。一般にはそれが難しい。先日、私の義叔母が百二歳で大往生しましたが、最後は食欲が自然になくなって、そのまま消えそうになったので、自分から病院に入って点滴を続けて一週間後に入寂しました。若い時は初期の肺結核で、必ずしも頑健ではありませんでしたが、それだけに畏の一字の生活で、晩年は刺しゅうに凝って家族と別居し、マンションでの独り暮らしを楽しんでいたのですが、全くの「臥して十日の大往生」でした。(図11)

付記すれば、彼女は若い時から宗教には無関心で、合理主義で古い因襲を極度に嫌い、自律心の強い人でした。いわば、無宗教に徹した生活ヨーガ者でした。

第二章　生活ヨーガ復健法の実際

一、生活ヨーガ復健法の意義

復健法とは健康の回復法を指し、元京都大学宮田尚之教授が名づけた用語で、健康学を臨床医学と切り離した独立した体系を形成しようとの意図からでした。それによると、健康学を健康を増進する増健学と、健康保持を主とする保健学、ならびに、回復法の復健学の三分野に分けられるという。

ところが、復健学は臨床医学と密接に関係し、両者はオーバーラップするが、その区別を判然とさせるために、復健学はリハビリ的領域を担当するものと限定し、臨床での薬物治療が終了した段階で、社会復帰のための準備としての処置法とされました。

これでは折角の独立した健康学をという意図で出発したのが、不完全な結果となり、依然として健康学の一部が臨床医学に隷属する形態にならざるを得なくなっています。

新しい健康科学は臨床医学とは独立体系をなすもので、自分が自分の健康を保持増進し、またその不調を主体的に回復させるのであって、決してリハビリでもなければ、医師への依存的処置でもなく、あくまで自分が主人公になった健康科学です。的確な診断を要すると考えれば自らが医療機関を活用するのであって、医師に委ねっきりではありません。

しかも、生活ヨーガとしての復健法は生活を正すことから自然に復健する方策が中心で、生活ヨーガの徹底が即復健法となり、予防法ともなるところに大きな特色があります。

その復健法の基本原理を列記すると、次ぎのようになります。

(1)すべての病気は悪業生活の集積の結果で、その回復には生活を正すにある。遺伝的疾患も祖先からの悪業の結果であるが、その回復には限界がある。

(2)復健法は疾病の治療ではなく、本人が自らの身心の不調を自覚して主体的にそれを正すために、生活ヨーガの四部門の集中的実践を通して回復を図る生活法である。

(3)正確な診断を必要とすれば自ら医療機関を活用し、その結果、医師に委ねるべきと判断すれば躊躇なく委ねる。また、両者協同での復健法が望ましいときは協力して行なう。

(4)手当て法として日常的に用いられる方法も四部門の一つとして行われるのであって、それを超える方法はとらないのが原則である。薬膳もまた然り。

(5)復健法は健康志向からのアプローチであり、身心の不調状態の名称は現代医学での呼称を用いるが、それを以て異常状態にあると判断し、処置するものではない。不調とはまだ健常の範囲内にあるもので、自然回復可能とする。

(6)すべての不調には、まず、食を断ち、身心の浄化を徹底することから始まる。

二、風邪の復健法

1、風邪の本態

風邪の本態はウイルスを媒介とした呼吸系の疾患で、冷寒や温度差へのアレルギー反応としてその炎症を起こしたり、外部からのウイルスの感染によるなどさまざまであるが、いずれも悪業生活の集積結果であることに変りはない。

2、風邪を引かない体づくりが先決

風邪の薬はなく、ウイルス増殖を抑制するインターフェロンができても、細胞内に寄生するウイルスを征すれば細胞自体を傷つけるのでその完成は困難で、まず、風邪を引かない体づくりが先決となる。

では、どうするか。

(1)皮膚の鍛錬

風邪の多くは体温調節機能の低下や寒さのストレスへのアレルギー反応からの呼吸系の炎症で、まず、皮膚機能の強化が必要となる。

そのため毎朝の温水または冷水マサツ(私は水かぶり)の実践で、西式では温冷浴がある。温と冷の交互浴はインドにもあり、ロナワラのヨーガ研究所でもヨーガ法として行っている。そこでは仰臥姿勢で、細長い浴槽二つ並べて交互に入って、体温調節など自律神経の強化を図っている。いずれも皮膚の鍛錬に変りはない。

(2)鼻の洗浄

常に鼻腔の洗浄は風邪の予防によく、朝の洗面の際行うのがよく、馴れば水で洗えるようになる。

(3)一日断食の励行

ウイルスは体内毒素の一種であり、体内浄化が十分であれば風邪を引くことはなく、外からの感染も少ない。その浄化には一日断食が最もよく、便秘もとらねばならぬ。

なお、風邪を引くのは気のゆるみでもあり、一日断食は心の浄化でもある。

3、風邪の手当て

手当てとは緊急の対処で、治療ではない。特殊の生活改善であって、あくまで生活法である。では、その緊急応分の方法とは何か。

⑴食を絶って、発汗させる。

全身の毒素の緊急の排除には、まず、食を絶ち、コタツにずり込んで、すっかり発汗させる。肌着を替えて、再三続ける。

⑵水分、塩分、ビタミンCの補給

そのため、温かいレモン水に塩分、ハチ蜜少々加えて飲み、コップ一杯ずつ、間をおいて、気分が落ちつくまで続ける。便秘があれば、センナを沸かして飲む。

なお、翌日朝はミソ汁をつくってのみ、生野菜ジュースものむ。また、ミカンなどの甘きつ類のほか、リンゴなどもよい。

⑶カラシ湿布

次いで、まだ快方に向かわない場合はカラシの湿布を作って胸に貼る。これは以前は肺炎の治療に用いられてきたが、皮膚が発赤するまで貼りつける。

その作り方は西洋ガラシを椀半分、メリケン粉を混ぜて、熱湯で泥状化し、それを布に塗りつけ、胸に貼る。布の幅は日本手拭を二つ折りにした幅で、ほぼ胸全体に及ぶようにし、約十分から十五分にかけて痛くなるまで貼る。あとは湯で拭って化粧クリームを塗っておくのがよい。これを一日一回か二回行って、好転するまで続ける。

激しい咳や痰に高い発熱があれば病院に行くのはいうまでもなく、ヨーガの復健法の範囲を超えると判断することが大切となる。また、合併症のあるときもその対象ではない。復健法とは人生ヨーガの一側面で、自分の不調は自分で修理して、自らの人生の旅を続けるにある。

三、胃の復健法

1、胃は生活の鏡

何となく胃の調子が良くないというのは、食生活の不規則やゆがみであり、また、身心のストレス状態であり、胃はその自らの生活状態を反映する鏡であるのは間違いない。

胃炎は主に不規則な食生活、胃潰瘍はストレス、消化不良は噛や噛み方、食べ方の不適正、運動不足などと結びついているのは誰もが知っている。ただ、それががんの初期との区別ができないの問題で、やはり一度は検診を受けておくのは一般常識として大切でしょう。但し、私は行かない。毎年、市からがんの検診の通知が来るが、行ったことがない。私はがんにはならないという確信があり、また、その兆候は自分で感じとれるから。胃は生活の鏡。

自信のない人はまず正確な診断を受けるのがよく、決して私のウのまねは禁物。

2、胃の復健法

胃炎には急性・慢性があるが、いずれも復健法の対象であり、胃潰瘍も初期ならその対象と考えてよい。つまり、生活の改善で好転するからで、薬物によるのは邪道と言わねばならない。その方法は極めて卑近で、次ぎのとおり。

(1)よく噛み、規則正しい食生活

胃炎は急性・慢性にかかわらず、よく噛むことで良くなり、どろどろになるまで噛むこと。また、不規則な食生活はやめねばならず、夜八時以降は一切口にしないこと。たとえ、センベイ一片でも。

(2)嗜好品の抑制

酒、タバコ、菓子、コーヒーなどの嗜好品で身を削っていることは誰もが自覚しているが、せめ

て、体の不調のときは速刻やめられるだけの抑制力を持たねば八十八の峠は越せない。

(3)半　断　食

胃の弱い人は一日断食は無理で、リンゴ断食か、玄米がゆと梅干しの断食を月に二・三回行うとよくなる。また、便通をよくしないと好転しないので、宿便はすっかりとること。胃腸炎も同様で、腹痛を起こして下痢をする場合もすっかり腸の掃除をするのが先決で、下痢にはチビチビ生水をのむこと。そうすればいつの間にか好くなってくる。

一日断食ができる人は一日食べないで、リンゴ半分、朝夕食べるリンゴ断食がよい。

(4)お　灸

胃の六部灸と称する背中の胃兪を中心に、六つのツボに米粒大の灸をすえ、また、足の三里と腹部の中兪（ミゾオチの下）にも数壮すえて、しばらく続けると良くなる。

四、糖尿の復健法

1、糖尿病の型

糖尿病になるといろいろの型があって、復健法の対象になるとは限らず、また、糖尿病とはっきりすれば病院とのかかわりなしには不安で、その指示に従うことになるが、その多くは自己管理なくしてはいずれ合併症を起こして、到底88の峠を越すことは望めない。

また、糖尿病だからといって88の峠を越せないとあきらめる必要もなく、要は医師に委ねず、医師と協力して、主体的に自分で管理していくにある。

糖尿病の型として挙げられるのは三つの型に分けるのが一般的で、次ぎのとおり。

①インスリンが全く出ないＩ型

②インスリン不足型のⅡ型
③インスリン作用の不正常型

①はウイルス感染などで膵臓のランゲルハンス島のβ細胞が破壊されて、インスリンが全く作られず、外から注入しなければならず、復健法の対象にはならない。

②は遺伝的体質で、その上に食事・運動不足・ストレスなどの生活条件が加わって、インスリン不足状態となる型で、多くはこのⅡ型で復健法の対象になる。

③はインスリン分泌はなされているが、細胞側にインスリンを受けとめられず、インスリン作用が正常に働かなかったり、細胞膜のレシチン不足で、糖分が細胞内に入らず、血中の糖分が高くなる型で復健法としては限られてくる。

2、糖尿の復健法

血中の糖分が高くなると、毛細血管ならびに動静脈吻合部が崩れ出し、そのため眼の網膜症や腎臓障害を起こしたり、脳神経の障害を起こして三大合併症といわれる合併症に苦しむことになる。そこで、何とかして血糖値を正常に保つことが復健法の原則となる。

それには食事法・運動法・安心法の三つが挙げられ、復健法としてはこの三つにしぼって、その克服に取り組むにある。

(1)食　事　法

玄米菜食と生野菜ジュースを三カ月続けると、血糖値が下がって体調がよくなり好転してくるのは確実で、インスリン不足型には何としてもそれを続けねばならない。それは血液を浄化し、糖分を減して活性酸素を浄化するので、膵臓の働きが良くなるからである。

なお、インスリンの産生には亜鉛の補給が必要で、亜鉛が働くには銅が必要で、それらが含まれる牡き、貝類、くるみなどを摂るのがよい。

レシチン不足にはゴマ・鶏卵などがよく、かくて、ヨーガ食を続ければ病院の制限食よりはるかに効果的で、糖尿など怖れる必要がなくなる。ただ、その徹底ができず途中で投げ出し、ついに合併症を伴う結果に陥るのが世の常となる。

(2) 運　動

糖尿病克服に取り組んでいる人は必ず毎日歩いたり、軽いスポーツをしたりしているが、朝夕のヨーガ体操もよく、毎日三十分のヨーガ体操なり呼吸法を朝夕続ける方がよい。それは次ぎの安心と関係があるから。

(3) 安《あん》　心《じん》

ストレスが糖尿を悪化させるのは活性酸素の増大となり、膵臓の働きを弱めるからで、ストレス・マネージメントをどうしているかが問われてくる。

そこで、ストレスにならないようにいろいろ工夫をするだろうが、最も手近かでふさわしいのはヨーガ瞑想であり、瞑想を楽しむのが安心法として一ばん望ましい。したがって、糖尿をかかえる人はヨーガ生活に入るのが最良の道で、安心も得られる。

五、高血圧の復健法

1、高血圧について

高血圧も先天的体質によるが、長い間の生活習慣から形成される点で糖尿病と共通し、本能性高血圧症と呼ばれている。それがやがて動脈硬化を伴うようになると一層危険で、合併症が問題になるのも糖尿病と似ている。

今日の飽食時代に子供にも高血圧が見られること

から、その原因が食事と関係するのは明らかで、特に、欧米食が血液の粘着度を高めて血圧が上昇するものと考えられる。

2、動脈硬化

高血圧が動脈硬化と結びつくと、脳出血などの危険性が高くなって、生活習慣病の中でも一ばん厄介なものとされている。血管は加齢と共に硬く、かつ、もろくなっていくが、動脈の硬化が特に問題になる。硬くなるのはカルシウムによる血管組織の石灰化であり、もろくなるのは錆びつく過酸化脂質化で、それは食事とも関係する。

コレステロール沈着が血管内に生じると、血圧が高くなるのは当然だが、コレステロール自体は必要で、ただ、一定量を超えると悪玉化するので、肉食を控えねばならない。また、動脈硬化や高血圧に塩分のとり過ぎが問題にされるが、塩分は余り制限すると食欲がなくなったり、元気が出なくなるので陰性体質には適度にとらねばならず、一般論として声高に強調できなくなる。それよりは喫煙の害はこの場合でも大きく、どんなにその害を訴えても間然する所はない。

3、高血圧の復健法

高血圧の復健法は糖尿病と同様で、食事、運動、安心の三つがそろわねばならない。そして、動脈硬化にならないようその予防に重点が置かれるのが実際的となる。

(1)ヨーガ食の徹底

玄米菜食はいうまでもないが、特に、生ジュースとにんにくの常食が必要となる。にんにくは血圧によく、降圧剤の代りにもなり、薬膳ともなる。なお、動脈硬化の予防には牛乳などのカルシウムの摂取が容易な物を摂って、血中のカルシウムが不足しないようにするのがそのポイントとなる。もし不足すれば脳からの指令で自らの骨を削って、カルシウムの血中濃度を一定に保持するからで、その場合カルシウムが細胞内に侵入して石灰化し動脈硬化が一層進むから。

(2)運動と瞑想

ヨーガ体操と瞑想は激しいスポーツよりははるかに効果的で、高血圧には欠くことができない。高血圧にはよく歩けと言われるのは血流が下肢までよく流れて脳出血の予防になり、血圧も下るからであるが、畳一帖の広さでできるヨーガ体操と瞑想はよほど効果的で心の安心も得られる。

(3)一日断食の励行

便秘は脳出血の要因になるので一日断食で常に腸の浄化を図かり、それが血管の若返りともなるので、月に二回は自分で行なうこと。医薬にのみ頼ってはいずれ寝たきりになりかねず、自ら主体的に管理していかねば八十八はとても越せない。それだけに生活ヨーガの実践が他に比べやり甲斐があって、加齢と共にその醍醐味を味えて、楽しい老後ともなる。

六、気管支喘息の予防

(1)、気管支喘息について

気管支喘息にもいくつかの型があるが、いずれも心身症とされている。しかし、胃潰瘍などとちがって、明確なストレスによるとは限らず、多くはアレルギー性体質によるので、いずれゲノム的に解明されようが、生活ヨーガからの復健法によって好転する例もいくらもあって、復健法の対象として好適とも考えられる。

ただし、激しい発作があったり、呼吸が乱れたりした場合は躊躇することなく医薬に頼るべきで、徒らに苦しむことはなく、まず、然るべき医療機関で発作を止めるがよい。しかし、発作が止まって平常に戻ったならば、すかさず復健法に入るべきで、それが他の場合と異なって、その復健法に大きな特色がある。

子供の喘息には喘息教室があり、喘息治療教育の特別学級があったりで、かなりこの面の生活療法が研究されているが、発作の起こらない期間での集中的個人療法こそ真の喘息治療のあり方で、そのような試みはまだ見られず、ヨーガ法こそそのとるべき道であろう。

2、気管支喘息の予防法

⑴温冷交互浴

気管支喘息は迷走神経緊張型で、ともすると内向的で内に閉じこもりがちで、いつまでも眠っていて朝起きられない。そして、すぐ風邪を引いて呼吸がぜいぜいする。それで、発作の起こらない期間に積極的に皮膚の鍛錬と交感・副交感両神経のバランスを図る訓練が必要になり、まず、温冷交互浴が最もふさわしい。

それは前述のようにインドの方式と我が国の西式健康法の方式があるが、いずれでもよく、自宅の浴室に水槽を設け、交互に一分間ずつ、往復三回または四回入る。最後は水で終るのが原則。水の温度は十八度がよく、初めは二十度にして無理しないよう留意し、ともかく早く馴れ親しむのが先決で、秋口から始めると冬期にも入れるようになる。

そうすると、見ちがえるように体質の変化が一目でわかるようになり、喘息発作も少なくなる。くれぐれも無理強いしないで、初めは手と足だけの交互浴にしてもよく、次第に全身水につかられるようになればよい。また、水は一分間でなく、ちょっとつかって、外に立っていてもよい。

(2)呼吸法、瞑想法

喘息にはヨーガ法があらゆる面からふさわしく、呼吸法は特によく、また、リラックス法、瞑想法も喘息のために工夫された方法もある。このように、喘息のための集中的ヨーガ訓練コースが設けられている所もあり、私のいたムンバイのヨーガ研究所では早くから行われて大きな成果をあげている。

(3)一日断食

これも喘息には欠くことができない。喘息は発作前になると、きまって食欲が出てきて、食べたくて仕方がない。その抑制は非常に困難で、一般に、平素から自分の食欲のコントロールができず、抑制がきかない。そこで、一日断食に馴れることは喘息克服の道の一つともなる。

喘息の遺伝子の発見とそのゲノム研究が進んで、その薬剤的方法も行われるようになるだろうが、ヨーガの立場からすると、その必要性は感じられず、むしろ、薬害を怖れている。

七、アトピー性皮膚炎

1、アトピー性皮膚炎について

アトピー性皮膚炎は戦後の医療問題で社会的に大きく騒がれる問題の一つになり、特に乳幼児のアトピーに母親の苦悩の大きさ、ときに親子アトピーさえあって、その処置に医療機関でも論争が絶えない。

要は、欧米食の飽食がその主因であるのは歴然としている。それが腸内の毒素の発生となり、皮膚にアトピー反応を起こした結果だという点もすぐ肯けるはずが、必しもそうではなかった。したがって、未だに的確な治療法が確立していないのが現状で、民間療法の取り締りばかりに捉われては、学会として何の権威もなくなる。

腸内毒素にはいろいろあるだろう。タン白質の腐敗物が主で、インドール・スカドール及びアンモニアのほか、腸内細菌の善玉・悪玉のバランスの崩れなど、それが血液の汚れとなるのは当然で、その対策は食を正し、血液の浄化にあり、何らそれ以上の方策の必要性がないはず。ただ、乳幼児には生活ヨーガ法は通じない。

2、アトピー性皮膚炎の生活法

(1)玄米・菜食、生野菜ジュースなどヨーガ食の徹底

甘いもの、油っこい物は絶対禁止、ヨーガ食に徹底すること。繊維の多い物、海藻、豆腐、野菜煮中心とし、生ジュースを一日に一回コップ一杯を欠かさないこと。これを一年続けると好転する。ステロイド剤は徐々に少なくするよう心がける。ただし、一年や二年でヨーガ食をやめれば直ぐ戻ることは覚悟しなければならず、当分ヨーガ食を楽しむしかない。

(2)一日断食

子供でも大人でも一日断食で、腸の浄化を図らなければ復健しない。腸の大掃除で、親子共に一日断食をする。初めはリンゴ一個を1日分として朝夕半分ずつ食べ、センナで便通をよくする。なお、生野菜ジュース断食でもよく、朝夕コップ一杯飲み、あとは水と茶を飲んで尿の排出をよくする。

八、自己免疫について

1、自己免疫疾患について

これはいずれも難病に類するもので、復健法の対象ではないが、我々の一泊研修会に参加しているうちに、いつの間にか自然に良くなっていくのが多いのは事実で、そういう実際的体験から、自己免疫疾

患の生活法にふれざるを得なくなる。

むろん、それらはいずれも医療機関での治療を受けていて、中には特定疾患として認定されている。

その一例として既述のような、特発性血小板減少性紫斑病がある。このほか膠原病や慢性関節リウマチなどがあり、いずれも免疫疾患で、免疫上の異常反応で、自分の一部を異物として排除しようとその防衛反応を起こすので自己免疫病と呼ばれている。血小板が極端に減少すると、出血してもとまらなくなり、また、全身のあちこちに紫色の斑点ができるのがこの病気で、その根本治療がはっきりしていないので難病に指定されている。

膠原病もその一つであり、強皮症とか皮膚筋炎とか、全身性エリテマトーデスとかがそれで、結合組織の膠原繊維に病変が見られるのがその共通特性で、それらを一括して膠原病と名づけられてきた。

では、なぜ、このような膠原病が起こるかは明らかではないが、体質のほかに、油っこい物とか、甘い物を好み、肉食の多い食生活などから、腸の汚れ、毒素の発生で、活性酸素が多くなり、それが免疫異常を起こすものと考えられる。

膠質はアスコルビン酸で、ビタミンCがその主成分であるため、大量の生きたビタミンC（生ジュース）を補給し、肉食をやめ、断食をして、腸を浄化すれば自然に良くなるのは理の当然であり、生活ヨーガそのものがその復健法となる。

2、慢性関節リウマチ

これは自己免疫疾患の代表格のようなもので、復健法の直接の対象ではないが、薬物療法のみに頼っていては悪性化して死期を早めるので、良心的な医師と協力して生活ヨーガからの復健法を図るのが理想的といわねばならない。

私の次女が幼少の折風邪をひいて発熱し、そのウイルスへの防衛反応が元になって、スチルス病と呼ばれる一種のリウマチ病にかかり、関節痛が続いていたのが、青年期になって健常となり、アメリカに留学したところまたぶり返してしまった。それで帰国後静養し一応落ちついたので結婚することになり、二児を育てる中にまた悪化し、手足の関節がひどく変形して歩行障害となり、慢性関節リウマチと診断されてしまった。

痛みが激しくてどうしようもなく鎮痛剤に頼るしかなく、他の薬剤も加わって、そのうち薬害も見られたので、ヨーガ食ならびに生ジュースを続け、一日断食も時折行って、少なくとも薬害による悪性関節リウマチへの転落だけはくい止めようと懸命だった。

ところが、そろそろ更年期に入ろうとする頃になっていつとはなしに好調で、かつての痛みや苦しみなど忘れたかのように元気になり、手足の変形はそのままで歩行制限はあるものの、一応健常と見なされるようになった。こうした一生の経過を見ると、青年期とか更年期とかのホルモン分泌の変化期に大きく変化するのを見ると、免疫系が内分泌系と密接に関係していることと、関節リウマチは内分泌系の面からも研究されねばならないことに気づかされる。

それは食事の重要性を物語るものでもあるが、ヨーガでは人生ヨーガの観点が必要だということを示唆している。いうなれば彼女は関節疾患のさまざまの難関に煩いながらも、おそらく元気で八十八の峠を越えるであろうとの視点も重要になってくる。また、事実、八十八を越えるであろう。

九、肥満の問題

1、肥満は自己制御の喪失

肥満の問題は復健法というよりは精神療法に類する問題で、単に体重が重いとか、体が大きいとかではなく、体重減少に当たって自己管理ができず、自分の生活をコントロールできなくて、その失敗を意味しているのである。

標準以上に体重が重くなるのは外因と内因があり、過食は前者で、体質が後者で、特に内分泌の障害による代謝異常、酸化速度の低下などで、女性の更年期の肥満がそれである。

食欲のコントロールができないのは、一般に、無意識の欲求不満からで、食べることで満足を求めている場合が多い。たとえば、環境の良い所に住みたいと願っていたのが、どうしても移住できず、あきらめざるを得なくなって食べることで不満を解消しているなど。それに気づきながらも抑制できないのが問題となる。体質による場合は少し食べても肥えて超肥満となるが、これは復健法の対象でない。

そこで、過食による肥満の場合はどうするかを述べてみよう。

(1)毎日体重を計り、ほんの僅かでも減少すればよろこんで、その減食を楽しむ。特に、子供の場合。

(2)玄米菜食のよろこびを

白米では体脂肪の除去は困難で、玄米を上手に炊いて、よく噛んで食べれば満腹して、便通もよくなり、子供にも可能である。

(3)一日断食の定例化

リンゴ断食は誰れでも可能で、その耐忍のよろこびを堪能することができれば肥満など消しとんでしまう。

一〇、神経症

1、神経症について

神経症は誰でも一度や二度体験するが、いつの間にか直ってしまうのが、どうしても自分だけ特別のように思い込んで、うつ状態になったり、不安で夜眠れなくなったりして、時には恐怖状態になり、精神分裂病との区別がつかなくなったりする。そうなるともはや復健法の対象でなくなるが、自分の主体性を取り戻させる方策があるかどうかにかかっている。

このように分裂病と区別のつかない境界領域にある人が増えているが、分裂病が良くなって一見正常に見える場合と、幼少より人格形成の訓練がなされて来なかったために、分裂病に似た症状を見せる場合がある。

最近の神経症は不眠、不安、心気のほか、パニック障害というのが加わり、不安の特殊状態と見られるもので、電車の中で突然目がくらんで、心臓がどきどきして、いまにも死んでしまいそうだとのパニックに襲われ、その後、外出もできず、内に引きこもってしまうもの。

昔は対人恐怖症とか、神経衰弱とかいって人間関係に苦しむことが多かったが、今は人格形成の訓練がなされないまま成人したため忍耐力がなくなって、不安症状となるのが多い。

2、神経症の例

神経症の復健は自分が自分の主人公になることで、このままの自分でよいのだという、自分をそのまま受け入れることにある。森田療法の原理はそこにあり、まず、病気から逃げないことであり、眠れないときは眠れないでよく、眠ろうとすると却て眠れなくなる。そのときは寝床の上で正座して、ゆっくり呼吸をし、数息観を十五分間すれば眠られる。

このように、神経症の復健法は、自分が自分の主人公になることと、暮らしのヨーガの実践によって、身心の浄化とその強化を図かるにある。この自分が自分の主人公になるのには、まず、医師の医薬を活用するのが実際的で、不安症を伴うならば安定剤をもらって、その上で一日断食を試みたり、マントラ法の瞑想法を実習したり、体位法に専念したりして生活ヨーガに入るのがよい。

軽度のパニック障害で、ある日地下鉄の中で突然心臓がどきどきして、立っていられなくなり、そのまま座り込んでしまって、それ以来電車に乗れなくなったという場合でも、まず、心電図をとってみたり、安定剤をもらったりした上で、温冷交互浴から始め、一日リンゴ断食をしてみると、自らの生活が主体的になってきて、パニックからの脱出が可能となる。

一一、復健法の要約

以上の復健法は自らの人生航路において、自らの船体を自らが修復して旅を続ける人生ヨーガの一側面であって、単なる病気の手当て法でもなければ、何々式健康法でもなく、ヨーガ実践そのものです。そして、我々の航路を阻む大きな難関として身心の不調の面からは、がんと精神分裂病ならびに神経難病の三つがあり、ここではそれらに言及できる資料もありませんし、体験もありません。

要は、自らの船体の修復には限界はあるものの、常に自らが主体となって対処し、かつ予防すべきで、そのこと自体には例外はありません。そして、最も誡しむべきは、好き放題に一生を送ってきて、寝たきりになろうと痴呆になろうと、その結末はすべて国や地方が負うのが当然（憲法上）とすることで、少くともそれは理にそわないことだけは我々の経験から訴えることが出来ます。

イスラエルの健康社会学者アントノフスキー（一九八七）は戦時中強制収容所に入れられて、イスラエルに生還した女性について調査し、その多くは身心共に健康不良であったが、その約三〇％が健全であることに注目し、それがなぜなのか、その健康保持のメカニズムを実証的に研究した結果、首尾一貫感覚（ＳＯＣ）の強さにあると結論づけています。しかし、私は犬の実験ではあるが、神経の型にあり、その強さとバランスにあると以前に実証し発表しました（阪大医学誌）。

犬と人間とは根本的に異なった存在ではあっても、その高次神経活動のメカニズムに大きな差はないのではないかと思われてなりません。いずれにしてもどんなストレスにあっても首尾一貫対処していく、その志向性にあるのは間違いありません。そこに健康科学的アプローチの重要性を見ることができます。

そして、「がんからの生還者の運動」のように、主体的健康学の実践によるがんの克服がいくらも可能だという実証はもはや疑うべくもない状況にあります。

参照文献

序論

佐保田鶴治　ヨーガ根本教典　平河出版
沖　正弘　ヨガ総合健康法　地産社
木村慧心監　岡本直訳　科学で解くバガヴァッド・ギーター　たま出版
阿部　裕　人生百年の青春・長寿の科学　菜根出版
クリシュナクルティ著　有為エンジェル訳　恐怖なしに生きる　平河出版
田沼靖一　アポトーシスとは何か　講談社現代新書
秋坂真史　気がつけば百歳　大修館書店
上田暁亮ほか　複雑系を超えて　筑摩書房
朝比奈宗源　仏心　春秋社
スワミ・クヴァラヤーナンダ　S・L・ヴィネーカル著　山田久仁子訳　ヨーガ・セラピー　春秋社
貝原益軒　伊藤友信訳　養生訓　講談社学術文庫
井深信男　生体リズム「生理心理学」　朝倉書店（宮田洋ほか）
稲村晃江　寿命の科学　主婦と生活社
島園　進　現代宗教の可能性　岩波書店

前編

マックス・ゲルソン著　今村光一訳　ガン食事療法全書　徳間書店
パトリック・クイリン著　今村光一訳　ガンは栄養療法で治る　中央アート出版社
半田節子　活性酸素の恐怖　ＰＨＰ
火野弥穂子校注　正法眼蔵　岩波文庫
ウエスト・Ｍ・Ａ著　春木豊監訳　瞑想の心理学　川島書店
井上希道　坐禅はこうしてするのだ　探究社
水野弘元　修証義の仏教　春秋社
高木蒼梧　玄峰老師　大蔵出版

桜沢如一　無双原理と易　日本ＣＩ協会

後　編

宮田尚之　現代健康学　協同出版

鶴見隆史　新食物養生法　第三書館

アロン・アントノフスキ著　山崎喜比古・吉井清子監訳　健康の謎を解く　有信堂

山崎正　サイコソマティックスの生理心理学的研究　阪大医学雑誌46―2

参考文献

山崎　正　ヨーガと心理学　Ⅰ～Ⅵ　福井大学教育学部紀要
山崎　正　山田冨美雄編著　癒しの科学・瞑想法　北大路書店
山崎　正　生活ヨーガ　白揚社
シュリ・ヨーゲンドラ著　山崎　正訳　ヨーガ健康法　春秋社
西　勝造　西勝造著作集　西会本部
大木幸介　脳内麻薬と頭の健康　講談社
Yogendra, J. ; *Yoga today, Bombay*, 1971
Ishikawa, H. ; Integrated *yoga–therapy and Cybernetics*. The 4th Co, of Int, C, Of Psy, Me, 1977
Maharishi Mahesh Yogi ; *Scientific research on the Transcendental Meditation Program*, Vol.I.1976
Sorokin, P. A. ; *Reconstruction of Humanity, Bombay*, 1962
Swami Sivananda ; *Practice of yoga*, U, P. Jndiq, 1970
Swami Sivananda ; *Yogic therapy*, Calcutta, 1957
Sastri, D. M. ; *Sri Maharishi's way*, Madras, 1989
Shri Anandamurti, ; *Ananda Marga elementary philosophy*, Calcutta, 1998
Yogendra, J. *Cyclopaedia Yoga*, Vol.II, Bombay, 1989
Swami Muktananda ; *Where are you going?* Maharashtra, 1993
Moreno, J. L. ; *Who shall survive?* , N. Y.1953
Yadav, H. ; *Yoga for students*, Bombay, 1973

結び

生活ヨーガは軌道に乗るまではかなりの抵抗があるものの、その後は坦坦として、この道以外は恐くて歩めなくなり、人生最上の安楽の生活道であることがやがて分かってくるでしょう。そして、結構、好き勝手に生活しているので、拘束されていると感じることはなく、無上の楽しみです。それには自分流の生活ヨーガになっていなければならず、しかも、矩を踰えずで…。

酒はインドでは禁止で誰も口にしませんが、我が国では密教の中に瑜伽《ゆが》があっても、また、現代ヨーガでも戒として揚げられてはいるものの、ひそかに嗜む伝統があり、あるヨーガ道場では酒のビンが並んでいました。生活ヨーガとしては、飲む飲まぬはそれぞれ体に聞けばよく、飲んでも体が飲むなといえば、一月でも半年でも何の苦もなく止められなければ我が友ではなく、いずれ脱落は必定。

インドのヨーガを懸命に学んできて、なおも尽きぬその深遠の道も、新しい世紀では、自らの中の生命の「玄道」とも呼ぶべき内なる声に順って生活するその基本原理の正当性と一般化を深めるのが課題となろうし、その効果として、医療費の半減どころか、人間救済の大道であることが証かされていくだろう。

山崎　正（やまざき　まさし）
1915年　福井県に生まれる。東京文理科大学（現・筑波大学）卒。同、教育相談部勤務。東京学芸大学助教授、福井大学教授。定年後、神戸女子大教授。その間、大阪大学医学部で生理学研修。インド、ボンベイ、ヨーガ研究所でヨーガの研修。明治東洋医学院にて東洋医学の研修。現在、社団法人・ヨーガ研究所主宰、健康指導に当たる。福井大学名誉教授。
山崎丈右ヱ門襲名、専門、臨床心理、医博。

新生活ヨーガの実践

2001年9月26日　初版第1回発行

編著者　山崎　正
発行者　今東成人
発行所　東方出版㈱
〒543－0052
大阪市天王寺区大道1-8-15
安田生命天王寺ビル
電話　(06) 6779－9571
FAX (06) 6779－9573
印刷所　亜細亜印刷㈱

ISBN 4－88591－742－5　C0014

アーユルヴェーダ入門　クリシュナ・U・K　2000円

インド伝統医学入門　丸山博監修　2136円

アーユルヴェーダへの道　丸山博　2718円

お母さんと子どものヨーガ　野坂見智代　1800円

ヨーガに親しむ　かしいけいこ　1456円

超密教　時輪タントラ　田中公明　3107円

チベット医学の世界　山本哲士　3107円

初歩のチベット医学　ドゥルカァ・カンガァール／竹内裕司訳　2000円

和漢薬への招待　難波恒雄　1500円

＊表示の値段は消費税を含まない本体価格です。